现代医院财务管理研究

史华　吕轶娟　牛春梅　著

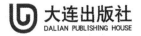

大连出版社
DALIAN PUBLISHING HOUSE

© 史华　吕轶娟　牛春梅　　2025

图书在版编目（CIP）数据

现代医院财务管理研究/ 史华，吕轶娟，牛春梅著.
大连：大连出版社，2025. 6. -- ISBN 978-7-5505
-2453-8

Ⅰ. R197.322

中国国家版本馆CIP数据核字第2025PS3098号

XIANDAI YIYUAN CAIWU GUANLI YANJIU
现 代 医 院 财 务 管 理 研 究

出 品 人：王延生
策划编辑：曹红波
责任编辑：曹红波　王海波
封面设计：刊　易
责任校对：王洪梅
责任印制：刘正兴

出版发行者：大连出版社
　　　地址：大连市西岗区东北路161号
　　　邮编：116016
　　　电话：0411-83620573 / 83620245
　　　传真：0411-83610391
　　　网址：http:// www.dlmpm.com
　　　邮箱：dlcbs@dlmpm.com
印　刷　者：沈阳市建斌印务有限公司

幅面尺寸：185mm×260mm
印　　张：9
字　　数：181千字
出版时间：2025年6月第1版
印刷时间：2025年6月第1次印刷
书　　号：ISBN 978-7-5505-2453-8
定　　价：59.00元

前　言

在医疗行业蓬勃发展与变革的当下，医院所面临的内外部环境正经历着深刻的变化。一方面，随着民众健康意识的提升以及人口老龄化的加剧，人们对医疗服务的需求持续增长且呈现多样化趋势；另一方面，医药卫生体制改革不断深入，医保支付方式改革、药品零加成等政策相继落地实施，这些对医院的运营管理，尤其是财务管理提出了全新的挑战与要求。在此背景下，《现代医院财务管理研究》的出版将会为医院管理者、财务工作者以及相关领域的研究者提供全面且深入的现代医院财务管理理论与实践指导。

医院财务管理作为医院管理的核心组成部分，其重要性不言而喻。它不仅关系到医院的日常运营能否顺畅进行，更对医院的长远发展起着重要作用。有效的财务管理能够合理配置医院的资源，确保资金的高效利用，从而提升医院的经济效益与社会效益。从另一个角度看，精准的财务决策有助于医院在医疗市场的激烈竞争中找准定位，实现可持续发展。医院财务管理还有着自身独特的特点与挑战。与一般企业相比，医院业务具有复杂性、公益性等特性，这使得医院财务管理在成本核算、收入管理等方面面临诸多难题。例如，医院成本涉及医疗服务、药品、设备等多个方面，且不同科室的成本结构差异较大，成本核算难度较高。

本书内容涵盖了现代医院财务管理的各个重要方面。第一章对医院财务管理的定义、重要性、特点、风险、挑战、目标以及准则进行了全面概述，为后续内容奠定了理论基础。第二章着重探讨医院财务管理制度建设，详细阐述了医院财务管理制度的定义、作用、建设的原则和步骤以及关键问题与对策，助力医院构建完善的财务管理制度体系。第三章聚焦医院内部控制建设，从内部控制概述入手，深入分析医院内部控制框架设计、培训与监督以及评估与改进等环节，旨在提升医院内部控制水平，防范财务风险。第四章至第七章分别对医院财务决策分析、成本管理、收入管理以及资金管理展开详细论述，通过介绍医院财务指标分析、资本预算决策、投资组合管理、成本控制策略、收费制度和定价策略、医保费用管理、现金流量管理、投资和融资策略等内容，为医院在这些关键财务领域提供科学的管理方法与实践指导。第八章专门研究医院风险管理，对财务风险的识别、评估、监测与控制进行了深入探讨，帮助医院有效应对各类风险。第九章则前瞻性地展望了医院财务管理的发展趋势，分析了技术发展、医药卫生体制改革以及可持续发展和社会责任对医院财务管理的影响与要求。

希望本书能够为医院财务管理工作者提供有益的参考，助力他们在实际工作中不断优化财务管理流程，提升财务管理水平，为医院的健康发展贡献力量。同时，也期待本书能够引发更多关于现代医院财务管理的深入思考与研究，共同推动医疗行业财务管理水平的提升。

目　录

第一章 医院财务管理概述

第一节 医院财务管理的定义和重要性

在医疗机构中，财务管理不仅仅是对资金的管理，更是对整个经济运营的监控和决策支持。

一、医院财务管理的定义

医院财务管理是指医院按照国家有关法律法规和财务规章制度，根据医院事业发展计划和任务，对医院财务活动进行组织、计划、指挥、协调和控制等一系列管理工作的总称。它是以货币为主要计量单位，对医院的经济活动进行全面、系统、连续的核算和监督，旨在合理配置医院资源，提高资金使用效率，保障医院各项工作的顺利开展，实现医院的社会效益和经济效益最大化。

具体来说，医院财务管理涵盖了预算管理、收入管理、支出管理、资产管理、成本管理、财务分析等多个方面。预算管理是根据医院的发展规划和年度工作计划，对医院的收入和支出进行科学预测和安排；收入管理主要是对医院的医疗服务收入、财政补助收入、科教项目收入等各类收入进行合理组织和管理，确保收入的合法性和完整性；支出管理则是对医院在医疗服务过程中发生的各种费用进行控制和监督，保证支出的合理性和效益性；资产管理涉及对医院的固定资产、流动资产、无形资产等各类资产的购置、使用、处置等环节的管理，以保障资产的安全完整和有效利用；成本管理是通过对医院成本的核算、分析和控制，降低医疗服务成本，提高医院的经济效益；财务分析是运用财务数据和相关信息，对医院的财务状况、经营成果和现金流量等进行分析和评价，为医院的决策提供依据。

二、医院财务管理的重要性

医院作为一种特殊的组织机构，承担着保障人民健康、提供医疗服务的重要职责。在医院的运营过程中，财务管理起着关键的作用。医院财务管理的重要性体现在以下几个方面。

（一）资金调配与合理运营

医院作为一个庞大而复杂的机构，需要大量的资金来支持其运营和提供优质的医疗服务。财务管理能够帮助医院进行资金调配与合理运营，从而提高医疗服务的质量和效率。

财务管理可以协助医院获得足够的资金投入到医疗设备、药品采购和员工薪酬等方面。医疗设备的更新和升级对于提供先进的医疗服务至关重要。通过财务管理，医院能够进行资金预测和规划，合理安排资金用于设备的购买、维护和更新，以确保医院拥有现代化的医疗设备，提高诊断和治疗水平。财务管理还能够帮助医院合理分配资金用于药品采购，确保患者能够及时获得高质量的药物治疗。同时，通过合理的员工薪酬制度，医院能够吸引和留住优秀的医护人员，提高医院的整体服务水平。

财务管理还可以通过预算编制和成本控制等手段，促进医院的合理运营。医院需要进行详细的预算编制，明确各项支出和收入的由来，并根据实际情况进行调整和优化。通过预算控制，医院能够更好地管理资金流动，避免资金短缺或浪费现象的发生。财务管理还能够帮助医院进行成本控制，降低各项成本，提高运营效率和经济效益。通过精细化的成本管理，医院能够在保证医疗服务质量的前提下，最大限度地减少不必要的开支，从而提高收益。

（二）确保财务稳定与可持续发展

财务管理可以帮助医院预测和评估经济风险。医院面临着各种经济风险，如医疗技术更新换代、人力成本上升、患者支付能力下降等。财务管理可以通过对市场环境和行业趋势的分析，提前识别潜在风险，并进行风险评估。通过了解风险的性质和可能的影响，医院可以制定相应的风险管理策略，减少不利影响，确保财务稳定。

财务管理可以帮助医院制定应对策略。当医院面临财务困境或挑战时，财务管理可以提供解决方案。例如，当医疗技术更新换代导致设备更换成本增加时，财务管理可以协助医院制订合理的资金规划和采购计划，确保医院获得足够的资金来更新设备，以保证医疗服务的质量和效率。同样，当患者支付能力下降时，财务管理可以协助医院制定灵活的付款方式和策略，以便更好地满足患者需求，并保持良好的现金流。

财务管理还可以帮助医院实现可持续发展。可持续发展是医院长期稳定运营和发展的关键。财务管理可以通过制订长期财务规划，协助医院在未来持续获得资金支持。财务管理可以进行财务分析和绩效评估，了解医院的经济状况和运营效果，及时调整和改进财务策略，提高医院的盈利能力和竞争力，从而实现可持续发展。

（三）合规与风险控制

医院作为一种特殊的组织机构，必须遵守各种法律法规和行业规范，以确保医疗服务的安全性和合规性。

财务管理可以帮助医院建立健全的内部控制体系。医院内部控制是指医院为实现财务目标和遵守法律法规而实施各种措施和制度。财务管理通过制定适当的会计和财务制度、明确工作职责和权限、建立有效的审计和监督机制等，帮助医院建立起一个完善的内部控制体系。这样可以确保医院资金的使用和流动符合相关法律法规的要求，防止违规行为和欺诈行为的发生。

财务管理可以确保资金运营的合规性和透明度。医院需要进行大量的资金操作，如收入的获取、支出的支付、投资等。财务管理可以确保这些操作符合法律法规的要求，并且透明可查。通过建立准确的财务记录和报告体系，医院可以清晰地了解资金的来源和去向，从而提高资金管理的透明度。这不仅有助于确保医院自身的合规性，也能加强患者和社会公众对医院的信任和认可。

财务管理还可以帮助医院识别、评估和控制财务风险。医院面临着各种财务风险，如资金流动性风险、市场价格波动风险等。财务管理可以通过进行风险评估和实施相应的控制措施，减少风险的影响。例如，医院可以建立严密的预算和成本控制机制，及时监测和调整支出，避免财务风险的积累。同时，财务管理还可以进行定期的财务分析和绩效评估，以及时发现并纠正潜在的风险问题。

（四）透明度、公信力与医院财务声誉建设

医院作为公共机构，透明度与公信力是其运营的重要基石。财务管理在医院透明度与公信力建设方面扮演着关键角色。

财务管理通过及时、准确地披露财务信息，提高医院的透明度。透明度是指医院向患者、社会公众和其他利益相关者展示其财务状况和经营情况的程度。财务管理可以确保财务信息的准确，并及时向各方披露。通过公开财务报表、年度财务报告等，医院能够让患者和社会公众了解医院的收入来源、支出结构以及资金使用情况，增加透明度。

财务管理可以加强患者和社会公众对医院的信任和认可。透明度与公信力密切相关，当医院能够向外界提供真实、可信的财务信息时，患者和社会公众更容易相信医院的经营状况和财务健康。他们会更有信心选择医院提供的医疗服务，进一步加强对医院的信任。透明度建设还有助于赢得良好的口碑和声誉，吸引更多的患者和合作伙伴，为医院的可持续发展提供支持。

财务管理还可以帮助医院建立良好的财务声誉。医院财务声誉是指医院在财务方面的信用和信誉。通过构建精准且标准化的财务制度体系与操作流程，以及严格遵守法律法规和行业规范，医院能够建立起良好的财务声誉。这不仅可以提升医院在金融机构和投资者中的信用，还能吸引更多的投资和合作伙伴，推动医院的发展和壮大。

第二节　医院财务管理的特点及风险和挑战

随着医疗技术的不断发展和医疗市场竞争的日益激烈，医院财务管理呈现出一系列特点，也面临着诸多挑战。

一、医院财务管理的特点

（一）复杂性

医院财务管理具有复杂性。它涉及多个方面，包括预算编制、成本控制、收入管理、资金运营、政策变化等。

1.预算编制

医院的预算编制需要考虑到医院的规模、设备、人员、服务范围等众多因素。医疗服务的特殊性使得预算编制更为复杂，需要综合考虑各项支出和收入，并根据实际情况进行灵活调整。

2.成本控制

医院的成本控制需要对各项费用进行有效管理，包括人力资源、药品耗材、设备维护等方面。医院的规模庞大，各个科室的需求和成本管理不尽相同，因此成本控制更加复杂，需要建立合理的成本控制机制。

3.收入管理

医院的收入主要来源于患者的医疗费用、医保报销和其他收入项目。考虑到不同患者的支付方式和报销比例不同，还有政策变化等因素，医院的收入管理需要综合考虑各种因素，确保收入的稳定性和合规性。

4.资金运营

医院作为大型机构，需要进行大量的资金运作。由于医院的特殊属性，资金周转周期相对较长、患者拖欠费用等问题给资金运营带来了较大的压力。因此，医院财务管理需要有效的资金运营策略，保证资金的流动性和安全性。

5.政策变化

政府的医改政策和医保政策的调整对医院财务管理产生重要影响。政策的变化导致医院收入结构的改变，需要医院及时调整财务管理策略。政策调整的不确定性使得医院财务管理更加复杂，需要密切关注政策动态并及时做出应对。

（二）资金来源多元性

医院的稳定运营与长远发展，离不开充足且多元的资金支撑。资金来源的多元性，不仅为医院在设备更新、人才培养、科研创新等方面提供必要的物质基础，也提升了医院抵御财务风险的能力。

1.财政补助

政府为了保障居民能够享受到基本医疗服务，对医院会给予一定的财政补助。这部分资金主要用于支持医院的基础设施建设、大型医疗设备购置以及人才培养等方面。例如，政府可能会拨款建设新的住院大楼，以改善患者的就医环境，或者资助医院引进先进的磁共振成像设备，提升医疗诊断水平。财政补助在一定程度上减轻了医院的资金压力，同时也体现了政府对医疗卫生事业的重视和投入。

2.医疗服务收入

这是医院资金的主要来源之一。患者接受医疗服务，包括门诊挂号、检查、治疗及住院治疗等项目所支付的费用构成了医疗服务收入。随着人们健康意识的提高和医疗需求的增长，医疗服务收入在医院资金来源中的比重逐渐增大。然而，医疗服务价格受到政府严格管制，并非完全由市场供求关系决定。例如，常见疾病的诊疗项目收费标准由物价部门统一制定。医院需要在规定的价格范围内提供服务并获取收入，这就降低了医院通过自主定价来增加收入的灵活性。

3.药品及耗材销售收入

在过去，药品及耗材销售收入曾是医院重要的资金来源。但随着医药卫生体制改革的推进，"以药补医"模式逐渐被打破，药品实行零加成销售，即医院按进价销售药品，不再从中获取差价利润。虽然部分高值耗材仍有一定的利润空间，但整体上药品及耗材销售收入在医院资金来源中的占比呈下降趋势。不过，药品和耗材的采购量巨大，其资金的流转和管理依然是医院财务管理的重要内容。

4.社会捐赠

社会捐赠也是医院资金的补充渠道，捐赠主体包括企业、慈善组织、个人等。有的企业为提升品牌形象、履行社会责任，会向医院捐赠医疗设备或资金；有的爱心人士则基于对特定疾病防治的关注，向医院捐款设立专项基金；一些患者家属为表达对医院的感激，也会设立专项奖学金，资助医学专业学生。社会捐赠丰富了医院的资金来源，助力医院开展医疗救助、科研创新等工作。

5.商业保险支付

随着商业健康保险市场的迅速发展，商业保险支付在医院资金来源中的占比逐渐上升。商业保险公司与医院合作，为参保患者提供多样化的医疗保障服务。保险公司通过与医院签订合作协议，按照约定的支付方式为患者支付医疗费用。部分高端私立医院主要依靠商业保险支付来维持运营，这些医院为参保患者提供优质、个性化的医疗服务，形成差异化竞争优势。

6.科研项目经费

科研实力较强的医院，能够争取到各级政府、科研机构和企业的科研项目经费。政府部门为推动医学科技进步，会设立各类科研项目，如国家自然科学基金；企业为研发新的药品、医疗器械，也会与医院合作开展临床试验。大型综合性医院凭借其丰富的临床资源和科研人才优势，在争取科研项目经费方面具有明显优势。这些科研项目经费不仅推动了医学科研的发展，也为医院培养了科研人才，提升了医院的学术影响力和综合竞争力。

（三）社会属性

作为公共服务机构，医院不仅承担提供医疗服务的职责，还肩负保障社会公众健康福祉的使命。因此，医院财务管理须兼顾公益性和社会责任，平衡医院经济效益和社会效益。

1.公益性使命

医院目标并非单纯盈利，更重要的是履行公益性使命，提供高质量医疗服务，保障社会公众健康权益。所以，在财务管理中，医院应考虑公益性需求，合理配置医疗资源和争取社会效益最大化。

2.社会责任

医院作为公共服务机构，应承担相应社会责任。在财务管理中，医院应注重诚信经营、透明度和道德规范，保证财务信息真实可靠，同时积极回馈社会，履行社会责任。

3.平衡经济效益和社会效益

医院财务管理须平衡经济效益和社会效益的关系。医院须确保财务状况稳定健康，以维持良好医疗服务水平；同时，医院要注重社会效益，提供适应社会需求的医疗服务，并合理控制费用，保障广大患者就医权益。

4.社会参与和监督

医院财务管理须积极与社会各界沟通互动，接受社会监督和评价。通过加强与患者、政府、社区组织及其他利益相关方的合作，建立良好信任关系，共同提高医院财务管理的公正性和透明度。

二、医院财务管理的风险和挑战

（一）医疗成本上升

随着医疗技术不断进步和新药品不断问世，医疗成本呈持续上升趋势。

1.技术进步带来的高昂成本

新医疗技术和设备往往需要巨额投资。例如，高精尖医疗设备、先进手术技术等，都需要医院投入大量资金。如何合理评估和选择医疗技术，并确保其社会效益与经济效益平衡，是医院财务管理面临的挑战。

2.药品价格的上涨

药品采购支出是医院的重要支出之一，药品价格上涨对医院财务状况产生直接影响。新药品研发成本高、专利保护期长以及市场竞争不充分等因素导致药品价格居高不下。医院须积极采取措施，如加强药品采购管理、优化药物使用等，以合理控制药品成本。

3.人力资源的需求和成本增加

医院财务管理须考虑医护人员的需求和成本。随着医疗服务不断扩容提质和人口老龄化加剧，医院对医生、护士等专业人员的需求不断增加。然而，高素质医护人员招聘和培训成本较高，同时薪酬福利待遇等方面的压力增大，医院须合理规划人力资源，并通过有效的绩效管理和激励机制吸引和留住人才。

4.费用控制与医疗质量的平衡

医院须在保证医疗质量的前提下，合理控制医疗费用。然而，医疗服务的复杂性和多样性使费用控制更加困难。如何通过优化流程提高效率、降低成本，并确保医疗质量不受影响，是医院财务管理面临的挑战。

（二）资金运营压力

作为大型机构，医院需要进行大量资金运作，但由于医院的特殊属性，其资金周转周期相对较长，并且还要面临患者拖欠医疗费用等问题，资金运营面临较大压力。

1.患者拖欠医疗费用

医院提供医疗服务后，会面临部分患者拖欠医疗费用的情况。这包括患者付款能力不足或纠纷等。患者拖欠医疗费用会对医院现金流造成困扰，影响日常运营和资金周转。

2.存在资金需求的高峰期

医院运营往往存在资金需求的高峰期,如设备更新、扩大规模等项目投资。这些投资需要大量资金,会导致短期内资金周转紧张。

3.融资难度较大

由于医院的特殊属性和风险性,融资渠道相对有限,融资难度较大。因此,医院面临大额资金需求时,更多依赖自有资金或与银行、投资机构等合作伙伴开展合作。

4.投资回报周期较长

医院进行的一些投资项目,如新建楼房、购置设备等,通常投资回报周期较长。在投资初期,医院须支付大量资金,但收益的实现需要较长时间,这也增加了医院资金运营压力。

(三)政策环境变化

政府医改政策和医保政策调整频繁,这会对医院财务管理产生重大影响。

1.收入结构的改变

政府医改政策和医保政策调整会导致医院收入结构改变。例如,政府鼓励提高基本医疗保险在医疗费用中的支付比例,这意味着患者个人承担的医疗费用占比相对降低。这要求医院财务管理及时调整收入结构,并制定相应收费政策。

2.报销流程和周期的调整

政府医保政策调整影响医院费用报销流程和周期。政策变化导致报销流程复杂性增加,给医院现金流带来一定压力。因此,医院须及时了解政策变化,优化报销流程,合理规划资金运营。

3.新的财务监管要求

政府对医院财务管理的监管要求也发生变化。政府要加强对医院财务报告的审核和审计,提出更高的财务透明度和合规性要求。医院须积极配合政府监管工作,并建立健全内部财务控制机制。

4.政策调整的不确定性带来的风险

政策环境的不确定性会给医院财务管理带来一定风险。政策调整具有不确定性,给医院经营决策和财务规划带来困扰。医院须及时了解和分析政策动态,制定灵活应对策略,降低政策变化带来的不确定性风险。

5.政策执行的挑战

政策执行过程中会存在一些困难和挑战。例如,政策宣传和推广不到位、政策执行一致性问题等。医院须与相关政府部门密切合作,加强沟通与协调,确保政策有效实施。

（四）信息化建设面临的挑战

在信息技术发达的今天，医院财务管理离不开信息化支持。然而，由于医院规模庞大、业务复杂，信息化建设面临诸多挑战，如系统集成和升级、数据安全和隐私保护、人员培训和技能提升、系统运维和支持、成本控制和效益评估等。

1.系统集成和升级

医院财务管理涉及多个系统和模块，如财务核算、预算管理、资金运营等。系统集成和升级是一个复杂过程，须确保各个系统之间的数据共享和互联互通，以提高工作效率和准确性。

2.数据安全和隐私保护

医院财务管理涉及大量敏感数据，如患者信息、财务报表等。因此，数据安全和隐私保护是重要问题。医院须加强数据安全管理，采取防火墙、数据加密、权限管理等措施，确保数据安全和完整性。

3.人员培训和技能提升

信息化建设需要专业人员进行操作和管理。医院须投入人力和物力进行人员培训，提高员工信息技术水平和操作能力。同时，医院还须建立完善的培训机制，营造持续学习的文化氛围，保证人员技能持续提升。

4.系统运维和支持

信息化系统的运维和支持是一个持续过程。医院须建立专业信息技术团队，负责系统日常运维、故障处理和技术支持，确保系统稳定运行。

5.成本控制和效益评估

信息化建设需要投入大量资金和资源。医院须合理规划和控制成本，确保信息化建设投入与回报相匹配。同时，医院还须进行效益评估，及时调整信息化建设方向和策略。

第三节　医院财务管理的目标和准则

医院财务管理的目标是提升经济效益，提升医疗质量，确保合规性和可持续发展。在达成这一目标的进程中，医院财务管理须遵循一系列科学合理的原则。

一、医院财务管理的目标

（一）提升经济效益

医院财务管理的目标之一是提升经济效益，即通过科学合理的财务决策与有效的风险管理，优化资源配置，提升医院经济效益。在医院财务管理体系中，经济效益是衡量医院运营健康状况的关键指标。

医院财务管理致力于确保医院收入足以覆盖成本并实现盈余。医院作为经营性单位，主要通过提供医疗服务获取收入。财务管理人员须制定科学合理的定价策略，确保医疗服务价格能够涵盖人力成本、设备费用、药品费用等相关成本。同时，加强收入管理，保证医院及时、足额收取应得费用。

医院财务管理还须实现资金使用效率最大化。医院在设备购置、医疗设施建设、员工工资支付等方面通常需要大量资金。财务管理人员要进行精细的资金规划与预算编制，合理安排资金使用，杜绝资金闲置与浪费。同时，强化资金监测与控制，确保每一笔资金都能得到充分利用，最大程度提高资金使用效率。

（二）提升医疗质量

在财务管理过程中，应充分考量患者需求与医疗安全，力求实现医疗质量与经济效益的平衡。

财务管理决策应有助于提升患者满意度与医疗质量。财务管理人员须参与医院战略规划与决策过程，确保财务资源合理配置，满足患者需求，提供高品质医疗服务。可通过制订财务预算，保障医疗设备更新维护、医疗环境改善、医疗技术水平提升等方式达成这一目标。

财务管理须保持合理的成本控制。医院财务管理人员应通过精细化成本控制与费用管理，确保医疗服务成本得到有效控制，避免浪费与不必要支出。可通过与供应商谈判争取更优惠价格与采购条件、优化医疗流程、提高工作效率、减少资源浪费等措施，降低医疗服务成本，为患者提供更具性价比的医疗服务。

财务管理人员还应密切关注医疗安全，确保在财务管理过程中，不会对医疗质量和安全构成任何威胁。财务决策应严格遵循医疗法规与政策要求，绝不能以牺牲医疗质量和患者安全为代价追求经济利益。医院财务管理人员可通过制定合理的风险管理策略、加强内部控制等方式，防范潜在财务风险，保障医疗服务质量与安全。

（三）确保合规性

医院作为经济实体，必须严格遵守各类法律法规与政策规定，确保财务管理的合规性与透明度。

医院财务管理须遵循会计准则与财务报告要求。财务管理人员应熟悉并掌握适用的会计准则与财务报告要求，确保医院财务记录与报告符合相关标准。建立健全会计制度与内部控制体系，保证财务信息真实、准确、完整。同时，定期开展财务审计，验证财务数据的准确性与合规性。

医院财务管理须遵守税收法规与监管要求。财务管理人员应熟知并遵守适用的税法规定，确保医院按时、准确申报和缴纳各项税费。及时关注税收政策变化，并根据实际情况进行相应调整。积极与税务机关沟通协作，配合税务检查与审计工作。

医院财务管理还须确保在财务管理过程中不违反其他相关法律法规。例如，医院财务管理人员应遵守劳动法规定，合理支付员工工资与福利待遇；遵守竞争法规定，防止垄断行为与不正当竞争发生；关注个人信息保护法等法律法规，妥善保护患者和员工的个人信息。

（四）可持续发展

可持续发展意味着医院在经济、环境和社会层面能够持续发展与改善，以满足当前及未来患者的需求。

医院财务管理须进行长期财务规划与预算编制。财务管理人员应与其他部门协同合作，了解医院发展战略与目标，制订相应的财务规划与预算。财务规划应充分考虑医院未来的资金需求，包括设备更新、技术改进、人才培养等方面。预算编制应合理分配财务资源，确保各项支出符合医院发展方向与优先级。

医院财务管理须进行合理的资金管理与投资决策。财务管理人员应根据医院财务状况与风险承受能力，制定适宜的资金管理策略。通过建立资金储备与稳定的资金来源，确保医院在面临突发情况时有足够的应对能力。同时，进行合理的投资决策，将盈余资金用于长期的设备更新、技术改进和人才培养等方面，提升医院竞争力与可持续发展能力。

医院财务管理须关注环境与社会责任。财务管理人员应考虑医院的环境影响，采取措施降低能源消耗与废物产生量。关注医院的社会责任，积极参与社区活动与公益事业，为社会贡献力量。通过推行可持续发展的财务管理策略，树立医院良好的企业形象，增强社会认可度与声誉。

二、医院财务管理的准则

（一）透明与诚信准则

在财务管理中，坚持透明与诚信是构建信任体系、提升管理效能的核心准则。

医院须确保财务信息真实、准确、完整。财务管理人员应严格依照会计准则及法律法规，规范财务信息的记录与报告流程，通过合理的会计估计与确认，保障财务报表如实反映医院财务状况与经营成果，杜绝篡改或隐瞒数据的行为。

财务管理人员须恪守职业道德与行业准则，以专业能力为基础，秉持客观公正的职业操守，在职责履行中不受利益干扰，切实保护机构财务安全与信息机密，通过定期合规培训强化诚信履职意识。

医院应建立规范化的财务信息披露机制，按监管要求及时、准确地向内外利益相关者公开财务报表、运营指标等核心信息，增强财务透明度，为决策提供可靠依据。

同时，医院应构建内外结合的监督体系，对内通过常态化审计排查风险、优化流程，对外借助独立审计机构的专业验证提升财务信息公信力，形成双重监督保障。

（二）绩效导向准则

绩效导向是驱动财务管理优化、支撑战略决策的关键准则。

医院须制定与战略目标匹配的财务指标体系（如收入增长率、成本管控率、资产收益率等），通过动态监测与定期分析，评估财务绩效与盈利能力，及时发现问题并明确改进方向；运用财务比率分析、趋势对比、同业对标等工具，深入剖析财务数据，识别医院在收入结构、成本效率等方面的优势与不足，为资源配置和管理策略调整提供数据支撑；基于绩效评价结果，针对性优化预算编制、成本控制等策略，通过"业财融合"手段（如科室成本精细化核算、零基预算管理）提升资源使用效率，推动财务管理与医院整体运营效益协同提升；建立跨部门绩效协同机制，通过定期沟通会议共享财务数据、研讨管理问题，促进财务管理与临床、后勤等部门的深度协作，实现整体绩效目标。

（三）沟通与协作准则

高效的内外部沟通与协作是现代医院财务管理实现资源整合的重要准则。

财务管理人员应深度参与医院战略决策，依托财务数据分析为投资规划、学科建设等重大事项提供可行性建议，从财务视角把控风险与效益平衡，为管理团队提供专业支持。

财务管理人员应与各业务部门建立常态化沟通机制，通过定期会议、数据共享平台等渠道，及时传递财务政策与运营数据，精准响应部门需求，推动预算管理、成本控制等工作的协同落实，实现信息对称与资源优化。

在外部合作中，财务管理人员应与供应商、医保部门、患者等利益相关者保持密切沟通：通过战略采购降低成本，通过政策对接确保合规运营，通过费用信息透明化增进公众信任，构建可持续的合作生态。

医院应重视全员财务意识培养，通过专题培训、操作指导等方式，向非财务部门普及预算管理、合规流程等基础知识，增强跨部门协作的专业性与主动性，形成全员参与的财务管理支持体系。

第二章　医院财务管理制度建设

第一节　医院财务管理制度的定义和作用

一、医院财务管理制度的定义

医院财务管理制度是医院为了实现自身的运营目标，对财务活动进行组织、指挥、协调和控制所制定的一系列规则、程序和方法的总和。它涵盖了医院财务活动的各个方面，包括预算管理、收入管理、支出管理、资产管理、成本管理、财务分析等内容。这些制度以书面文件的形式呈现，明确了医院内部各部门和人员在财务活动中的职责、权限以及工作流程，是医院进行财务管理工作的基本依据。

从本质上讲，医院财务管理制度是一种规范和约束机制，旨在确保医院财务活动的合法性、合理性、规范性和有效性。它不仅规定了财务工作应该怎么做，还明确了违反规定的后果和责任，为医院财务活动的有序开展提供了保障。例如，在预算管理制度中，会详细规定预算编制的流程、方法、时间节点，以及各部门在预算编制和执行中的职责，使得医院的预算工作有章可循。

二、医院财务管理制度的作用

（一）保障医院经济活动的合法性和合规性

在当前复杂的医疗行业环境下，国家和地方政府出台了大量与医院财务相关的法律法规和政策文件，如《医院财务制度》《医院会计制度》等。医院财务管理制度的首要作用就是将这些外部的法律法规和政策要求转化为内部的具体操作规范，确保医院的每一项经济活动都在合法合规的框架内进行。通过建立严格的财务审批制度、费用报销制度等，能够有效防止医院出现违规收费、财务造假等违法行为，避免医院面临法律风险和声誉损失。例如，在药品采购环节，制度规定必须按照政府招标采购的相关要求进行，从合法的供应商处采购药品，确保采购过程的合法性和药品质量的安全性。

（二）提高医院财务管理效率

科学合理的财务管理制度能够对医院的财务工作流程进行优化和规范，减少不必要的环节和重复劳动，提高医院财务管理工作的效率。明确的职责分工使得各部门和人员清楚自己在财务活动中的角色和任务，避免出现职责不清、推诿扯皮的现象。标准化的操作流程使得财务人员能够快速、准确地处理各项业务，如费用报销流程的规范化可以让报销人员清楚需要准备哪些材料，财务审核人员能够按照既定标准迅速进行审核，大大缩短了报销周期。同时，医院财务管理制度还可以通过信息化手段的应用，实现财务数据的自动化采集、处理和分析，进一步提高财务管理效率。例如，采用财务信息系统后，医院的收费数据能够实时传输到财务部门，自动生成财务报表，减少了人工录入数据的工作量和错误率。

（三）促进医院资源的合理配置

医院拥有大量的人力、物力和财力资源，如何合理配置这些资源以实现医院的战略目标是财务管理的重要任务。财务管理制度通过预算管理、成本管理等制度，对医院的资源进行合理规划和分配。在预算编制过程中，根据医院的发展规划和业务需求，对各项收支进行预测和安排，将有限的资源优先分配到重点学科建设、医疗设备购置、人才培养等关键领域，确保资源的使用效益最大化。成本管理制度通过对成本的核算和分析，找出成本控制的关键点，促使医院优化业务流程，降低运营成本，提高资源利用效率。例如，通过成本核算发现某科室的耗材使用成本过高，医院可以通过加强耗材管理、优化治疗方案等措施来降低成本，将节省下来的资源用于其他更需要的地方。

（四）增强医院财务风险防范能力

医疗行业面临着诸多风险，如医疗风险、市场风险、财务风险等。财务管理制度在风险防范方面发挥着重要作用。通过建立健全财务风险预警机制，对医院的财务状况进行实时监控，及时发现潜在的财务风险因素，如债务风险、资金流动性风险等，并采取相应的措施加以防范和化解。例如，设置合理的资产负债率、流动比率等财务指标阈值。当指标超出阈值时，系统自动发出预警信号，医院管理层可以据此调整财务策略，如控制债务规模、优化资金结构等，以降低财务风险。同时，财务管理制度中的内部控制制度能够对财务活动中的各个环节进行监督和制衡，防止内部人员的违规操作和舞弊行为，保障医院资产的安全完整。

第二节　医院财务管理制度建设的原则和步骤

在当今复杂多变的医疗市场环境下，医院的运营面临着诸多挑战，而健全且科学的财务管理制度是医院实现稳健发展的关键支撑。一套完善的财务管理制度不仅有助于医院合理配置资源、提升运营效率，还能增强医院应对财务风险的能力，保障医疗服务质量的持续提升。

一、医院财务管理制度建设的原则

（一）适应性原则

适应性体现在多方面。不同规模的医院，财务活动复杂程度有别。大型综合性医院科室众多、业务繁杂，须构建全面精细的财务管理制度，如预算管理要对各科室的各项业务进行细致规划与监控。而小型专科医院业务相对单一，财务管理制度可简洁灵活，在成本核算上重点关注主要业务项目即可。医院性质也影响制度建设。公立医院以公益服务为主，资金多源于财政补助、医疗服务收入等，其财务管理制度须强化对财政资金的监管，保障资金合理用于提升医疗服务质量与公平分配资源。民营医院资金多来自社会资本，其财务管理制度更侧重成本控制、盈利分析与投资决策。随着医院发展阶段的推进及外部环境如政策、市场竞争等的变化，财务管理制度也须与时俱进。如医保支付方式改革推行按病种付费，医院就要调整成本核算与收费管理制度以适应新要求。

（二）全面性原则

全面性原则要求制度覆盖财务活动全流程。从预算编制开始到执行、调整、考核，从收入的确认、收取到支出的审批、报销，从资产的购置、使用到处置等环节，都要有相应制度规范；在收入管理中，涵盖医疗服务收入、药品收入等各类收入的确认规则、收费流程及退费管理；支出管理要明确人员薪酬、物资采购、设备购置等各类支出的审批权限与标准。同时，制度要涉及医院所有与财务相关的部门和人员。临床科室参与预算编制与成本控制，采购部门负责合规采购，后勤部门管理资产维护等，明确各部门与人员在财务活动中的职责，使财务活动各环节协同运作。而且，各项财务制度间要相互协调，预算管理与收入管理、支出管理紧密衔接，成本管理与资产管理、采购管理相互配合，形成有机整体。

（三）重要性原则

重要性原则聚焦关键业务与环节。医疗收入作为医院主要收入来源，是管理重点。在收入管理制度中，严格规范收费项目，按物价部门标准设定收费，杜绝乱收费；优化收费流程，加强对收费人员的培训与监督，确保收入准确及时确认。对于医保结算收入，依据医保政策准确核算。大型医疗设备购置和基本建设等大额支出同样关键。设备购置前要进行可行性研究，分析市场需求、技术先进性、投资回报率等，建立严格的采购审批流程，监督采购过程。基本建设项目要科学规划、精确预算，严格控制成本，加强质量与进度管理。针对这些关键业务与环节，制定严格的管理措施，如建立收入稽核制度、项目责任制度等，并将管理效果纳入绩效考核，激励相关人员提升管理水平。

（四）制衡性原则

制衡性旨在建立内部权力制衡机制。财务审批实行分级审批与联签制度，小额支出由科室负责人审批，较大金额支出需多部门负责人联签，重大财务事项如大型设备购置、基建投资等由领导班子集体决策，防止权力集中导致违规。资产管理上，采购、验收、保管、使用、处置等环节由不同部门负责，相互监督制约，避免资产流失。同时，设立独立内部审计部门，对财务活动进行监督，定期审计预算执行、收支、资产等情况，发现问题督促整改，保证财务管理制度有效执行，提升财务管理透明度与公正性。

二、医院财务管理制度建设的步骤

（一）调查研究

首先要深入了解医院内部财务现状。通过对财务人员进行问卷调查，掌握他们对现有财务制度的熟悉程度、执行难点及改进建议；绘制财务工作流程图，分析报销、预算编制等流程的烦琐与不合理之处，如报销流程中审批环节过多、时间过长等问题。同时，调查各科室对财务管理的需求，因为各科室是制度的主要执行者与使用者。另外，积极借鉴同行业其他医院的经验，通过参加行业研讨会、实地考察等，学习其在预算管理、成本控制方面的成功做法，如有的医院利用信息化实现预算实时监控，降低成本。还要密切关注国家和地方医疗行业的政策法规动态，以及行业发展趋势，如医保政策改革、互联网医疗兴起等，为制度建设提供前瞻性依据。

（二）制定方案

结合医院实际与法规标准，构建财务管理制度的总体框架，这个框架涵盖预算、收入、支出、资产、成本、财务报告与分析、内部控制与审计等模块。明确各模块间关系，以预算管理（为其他模块提供目标导向）为核心，详细规划每个模块内容。如预算编制确定编制方法、流程与参与部门；收入管理明确各类收入核算规则与收费流程。制定实施步骤，分阶段推进，如先进行制度初稿起草，再广泛征求意见，然后修改完善，最后发布实施。合理安排时间，每个阶段设定起止时间，确保按时完成。明确责任分工，财务部门牵头，各科室配合，如预算编制由财务部门组织，各科室提供业务数据并参与编制。

（三）起草制度

组织具备丰富财务管理知识与医院业务经验的人员开展制度起草工作。起草过程严格遵循制度建设原则，保证内容合法、合理、可操作。语言表述准确、简洁，避免模糊、歧义。对于关键制度，如预算、成本管理制度，可邀请专家指导。在起草成本管理制度时，专家可对成本核算方法、分摊标准等提供专业意见，确保制度科学有效，符合医院成本管理需求。

（四）征求意见

制度初稿完成后，广泛征求医院内部各方意见。召开座谈会，组织医院领导、科室负责人、财务人员及相关员工参与，鼓励大家畅所欲言，对制度的合理性、可行性提出看法。发放征求意见表，收集更广泛的反馈。认真梳理意见，及时采纳合理建议，深入讨论分析争议问题，寻求最佳解决方案，使制度更贴合医院实际，提高认可度与执行效果。

（五）修改完善

根据征求到的意见，对制度初稿全面审查修改。从框架结构到具体条款，从语言表述到逻辑关系，都要斟酌。重大问题修改要充分论证，必要时再次征求意见。多次修改后形成送审稿，提交医院管理层审批，确保制度质量过关。

（六）发布实施

制度送审稿经管理层审批通过后正式发布。明确生效日期，通过医院内部网络、文件等多种渠道广泛宣传，确保全体员工知晓。组织相关人员培训，详细讲解制度内容、操作流程与要求，使员工熟练掌握。建立监督机制，在制度实施过程中及时发现并解决问题，保障制度顺利执行，实现医院财务管理规范化、科学化。

第三节　医院财务管理制度建设的关键问题与对策

在医药卫生体制改革不断深化的背景下，医院面临着日益复杂的经济环境和竞争压力。财务管理制度作为医院管理的核心组成部分，其完善程度直接关系医院的可持续发展。加强医院财务管理制度建设，解决其中存在的关键问题，对于优化资源配置、提高医疗服务质量、增强医院竞争力具有重要意义。

一、医院财务管理制度建设的关键问题

（一）预算管理不完善

1.预算编制缺乏科学性

许多医院在预算编制过程中，往往采用传统的增量预算法，以上一年度的预算执行情况为基础，简单地增加或减少一定比例来确定本年度预算。这种方法没有充分考虑医院业务发展的实际需求和内外部环境的变化，导致预算与实际情况脱节。例如，一些新开展的医疗项目或设备购置需求可能未在预算中得到合理体现，而一些已经过时或低效的项目却仍占用大量预算资源。

2.预算执行刚性不足

预算执行过程中，随意调整预算的现象较为普遍。部分科室为了满足自身业务需求，未经严格审批程序就擅自调整预算项目和金额，使得预算的严肃性和权威性受到挑战。同时，医院缺乏有效的预算执行监控机制，无法及时发现和纠正预算执行过程中的偏差，导致预算执行进度失控，影响医院整体财务目标的实现。

3.预算考核机制不健全

多数医院尚未建立完善的预算考核体系，对科室和个人的预算执行情况缺乏明确的考核指标和奖惩措施。即使进行考核，也侧重于对预算执行结果的考核，忽视了对预算编制合理性、预算执行过程合规性等方面的考核。这种不健全的考核机制无法充分调动员工参与预算管理的积极性，难以形成有效的预算约束和激励机制。

（二）成本控制薄弱

1.成本核算体系不健全

目前，一些医院的成本核算仅停留在科室层面，未深入到医疗服务项目、病种等更细粒度的成本核算。成本分摊方法不合理，导致成本数据不准确，无法为成本控制提供

可靠依据。例如，在间接成本分摊过程中，可能存在按照人头或面积等进行分摊的简单方式，而没有考虑不同科室或项目对间接资源的实际消耗情况，使得一些高成本项目的成本被低估，而一些低成本项目的成本被高估。

2.成本控制意识淡薄

医院部分员工认为成本控制是财务部门的事情，与自己无关，缺乏主动参与成本控制的意识。在医疗服务过程中，存在浪费现象，如一次性医疗用品的过度使用、设备闲置等。同时，医院管理层对成本控制的重视程度不够，在制定医院发展战略和决策时，往往侧重于业务拓展和收入增长，忽视了成本控制对医院经济效益的影响。

3.成本控制方法单一

部分医院在成本控制方面主要采用节约成本的方法，如减少办公用品采购、降低人员薪酬等，缺乏对成本效益的综合分析。这种单一的成本控制方法虽然在短期内可能降低成本，但从长期看，可能会影响医疗服务质量和医院的发展潜力。

（三）财务风险管理不到位

1.财务风险意识淡薄

随着医院规模的不断扩大和业务的多元化发展，面临的财务风险日益增多。然而，部分医院管理层对财务风险的认识不足，缺乏风险防范意识。在进行投资决策、融资决策等重大经济活动时，没有充分考虑可能面临的风险因素，盲目追求规模扩张和业务发展，导致医院财务风险不断积累。

2.内部控制制度不完善

医院内部控制制度在财务风险管理方面存在诸多缺陷。一些医院的内部控制制度不完善，存在制度漏洞和执行不到位的情况。例如，在资金审批流程中，可能存在一人多岗、越权审批等现象，导致资金安全存在隐患。同时，一些医院对财务活动的监督检查力度不够，无法及时发现和纠正内部控制执行过程中的问题。

（四）财务人员素质有待提高

1.专业知识结构不合理

部分医院财务人员的专业知识主要集中在传统的会计核算领域，对财务管理、成本控制、预算管理、财务风险分析等方面的知识掌握不足。随着医院财务管理制度的不断改革和创新，对财务人员的综合素质要求越来越高，部分财务人员现有的知识结构已无法满足工作需要。例如，在进行成本效益分析和财务决策支持时，由于缺乏相关专业知识，部分财务人员难以提供准确有效的分析报告。

2.缺乏对医院医疗业务的了解

部分财务人员往往只关注财务数据的处理和分析，对医院的医疗业务流程、临床科室工作特点等缺乏深入了解。这使得财务工作与医院医疗业务工作脱节，财务人员无法为医院业务发展提供有针对性的财务支持和建议。例如，在制定医疗项目成本控制方案时，由于不了解医疗项目的具体操作流程和资源消耗情况，可能导致制定的方案缺乏可行性和有效性。

3.信息化应用能力不足

随着信息技术在医院财务管理中的广泛应用，财务人员需要具备一定的信息化应用能力。然而，目前一些医院财务人员对财务软件、电子表格等信息化工具的操作不够熟练，无法充分利用信息化手段提高工作效率和质量。例如，在进行财务数据分析时，不能熟练运用数据分析软件进行数据挖掘和可视化展示，影响了财务分析的效果和提供决策支持的及时性。

二、加强医院财务管理制度建设的对策

（一）完善预算管理体系

1.提高预算编制的科学性

采用零基预算法或滚动预算法等先进的预算编制方法，结合医院发展战略和业务规划，充分考虑内外部环境变化，对各项收支进行全面、细致的预测和分析。组织多部门参与预算编制过程，包括临床科室、医技科室、后勤部门等，广泛征求各部门意见，确保预算编制符合医院实际业务需求。同时，运用大数据、信息化技术等手段，收集和分析历史数据、行业数据等，为预算编制提供科学依据。

2.强化预算执行刚性

建立严格的预算执行审批制度，明确预算调整的条件和程序。对于因特殊情况须调整预算的，必须经过严格的审批流程，由相关部门提出申请，经财务部门审核、医院管理层审批后方可调整。加强对预算执行过程的监控，利用信息化系统实时跟踪预算执行情况，定期对预算执行进度进行分析和通报。对预算执行偏差较大的部门，及时进行预警和督促整改，确保预算执行的严肃性和权威性。

3.健全预算考核机制

建立全面的预算考核指标体系，不仅考核预算执行结果，还要考核预算编制的合理性、预算执行过程的合规性、预算调整的规范性等方面。将预算考核结果与科室和个人的绩效奖金、评先评优等挂钩，充分调动员工参与预算管理的积极性。同时，加强对预

算考核结果的分析和反馈，及时总结经验教训，为下一年度预算编制和执行提供参考。

（二）加强成本控制

1.完善成本核算体系

建立多层次的成本核算体系，将成本核算深入到医疗服务项目、病种、科室等各个方面。采用作业成本法等先进的成本核算方法，合理分摊间接成本，提高成本核算的准确性。加强成本核算基础工作，规范成本数据的收集、整理和录入，确保成本数据的真实性和完整性。同时，利用成本核算结果，开展成本分析和成本效益评价，为成本控制和医院决策提供科学依据。

2.增强成本控制意识

通过开展培训、宣传等活动，提高医院全体员工的成本控制意识，使员工认识到成本控制与自身利益息息相关，形成全员参与成本控制的良好氛围。医院管理层要高度重视成本控制工作，将成本控制纳入医院发展战略和绩效考核体系，从制度上保障成本控制工作的顺利开展。

3.创新成本控制方法

在采用节约成本方法的基础上，注重成本效益分析，从战略层面进行成本控制。例如，通过优化医疗服务流程，提高工作效率，降低运营成本；加强设备管理，合理配置设备资源，提高设备利用率，降低设备购置和维护成本；开展成本领先战略，通过规模效应降低采购成本等。同时，利用信息化技术，建立成本控制信息化平台，实现对成本的实时监控和动态管理。

（三）强化财务风险管理

1.增强财务风险意识

加强对医院管理层和财务人员的财务风险管理培训，提高其对财务风险的认识，增强防范意识。在医院内部营造风险管理文化，使全体员工都认识到财务风险管理的重要性。在进行重大经济活动决策时，充分考虑财务风险因素，进行全面的风险评估和分析，制定合理的风险应对策略。

2.完善内部控制制度

健全医院内部控制制度，明确各部门和岗位在财务风险管理中的职责权限，形成相互制约、相互监督的工作机制。加强对资金审批、预算管理、资产管理、采购管理等关键环节的内部控制，规范业务流程，堵塞制度漏洞。强化对内部控制执行情况的监督检查，定期开展内部审计和专项检查，及时发现和纠正内部控制执行过程中的问题，确保内部控制制度有效执行。

（四）提升财务人员素质

1.优化专业知识结构

定期组织财务人员参加专业培训和继续教育，学习最新的财务管理、成本控制、预算管理、财务风险分析等方面的知识与技能。鼓励财务人员参加相关职业资格考试，如注册会计师考试、注册税务师考试等，提升专业水平。同时，邀请行业专家、学者到医院举办讲座、进行交流，拓宽财务人员的视野和思路。

2.加强对医院业务的了解

安排财务人员深入临床科室、医技科室等部门进行轮岗实习，了解医院医疗业务流程和工作特点。建立财务人员与业务部门沟通协调机制，定期召开联席会议，共同探讨医院业务发展中的财务问题，使财务工作更好地服务于医院业务发展。财务人员在进行财务分析和决策支持时，要充分考虑医院业务实际情况，提供具有针对性和可操作性的建议。

3.提高信息化应用能力

开展信息化培训课程，提高财务人员对财务软件、电子表格、数据分析软件等信息化工具的操作熟练程度。鼓励财务人员积极探索信息化技术在财务管理中的应用，如利用大数据技术进行财务分析和风险预警、开发财务自动化流程等。通过提高信息化应用能力，提升财务工作效率和质量，为医院财务管理提供有力的技术支持。

针对当前医院财务管理制度建设中存在的关键问题，通过完善预算管理体系、加强成本控制、强化财务风险管理、提升财务人员素质等对策，可以有效提高医院财务管理水平，优化资源配置，增强医院的竞争力和可持续发展能力。在医药卫生体制改革不断深入的背景下，医院应高度重视财务管理制度建设，不断探索创新，适应新的经济环境和发展要求，为医院的健康发展提供坚实的财务保障。

第三章 医院内部控制建设

第一节 内部控制概述

一、内部控制的定义

内部控制是指一个单位为了实现其经营目标，保障资产的安全完整，确保财务信息的真实可靠，促进合规运营，保证经营活动的经济性、效率性和效果性而在单位内部采取的自我调整、约束、规划、评价和控制的一系列方法、手段与措施的总称。对于医院而言，内部控制贯穿于医疗服务、行政管理、财务管理等各个环节，是保障医院有序运营、提升管理水平、防范各类风险的关键机制。

从本质上讲，医院内部控制是一种全员参与的管理活动，涉及医院的每一位员工，从高层管理者到基层医护人员和后勤工作人员。它不仅仅是一系列规章制度的集合，更是一种融入医院日常运营的管理理念和文化。内部控制明确各部门、各岗位的职责权限，规范业务流程，建立有效的监督和反馈机制，旨在确保医院各项活动能够按照预定的目标和计划进行，同时及时发现和纠正可能出现的偏差和问题。

二、内部控制的目标

（一）保障资产安全与完整

医院拥有大量的固定资产，如医疗设备、房屋建筑等，以及流动资产，如药品、耗材、货币资金等。这些资产是医院开展医疗服务活动的物质基础。内部控制通过建立健全资产采购、验收、保管、使用、维护、处置等一系列管理制度，确保资产的安全，防止资产的被盗、损坏、浪费和流失。例如，在医疗设备采购环节，严格的内部控制要求对供应商进行资质审查，确保采购的设备质量可靠、价格合理；在设备验收时，由专业技术人员和相关部门共同参与，核对设备的规格、型号、数量等是否与合同一致，验收合格后方可办理入库手续；在设备使用过程中，建立设备档案，记录设备的使用情况、维护保养记录等，定期对设备进行维护和保养，延长设备使用年限，保证资产的完整性。

（二）确保财务信息真实可靠

准确、完整的财务信息对于医院的决策制定、绩效评价、外部监管等具有重要意义。内部控制通过规范财务核算流程，明确财务人员的职责分工，加强财务审核和监督，确保财务信息的真实性、准确性和及时性。在财务核算方面，遵循国家统一的会计准则和医院财务会计制度，对各项经济业务进行正确的确认、计量和记录。例如，在收入核算方面，严格按照医疗服务的实际提供情况确认收入，杜绝虚增或隐瞒收入的行为；在费用核算方面，明确费用的列支范围和标准，防止费用的不合理支出。同时，通过内部审计等监督手段，定期对财务报表进行审计，检查财务信息的真实性和合规性，及时发现和纠正财务信息中的错误和舞弊行为。

（三）促进合规运营

医疗卫生行业受到严格的法律法规和政策监管，医院必须遵守相关的法律法规、医保政策、行业规范等。内部控制通过建立合规管理体系，对医院的各项业务活动进行合规性审查和监督，确保医院的运营活动在法律和政策允许的范围内进行。例如，在医保费用结算方面，内部控制要求医院严格按照医保政策规定，准确核算医保报销费用，杜绝骗取医保基金的行为；在药品和医疗器械采购方面，遵守相关的招投标法规和质量监管要求，确保采购的药品和器械符合质量标准。通过合规运营，医院不仅可以避免因违法违规行为而面临的法律风险和经济损失，还能提升医院的社会形象和公信力。

（四）提高运营效率和效果

有效的内部控制可以优化医院的业务流程，合理配置资源，提高运营效率和效果。通过对医院各项业务流程进行梳理和分析，找出流程中的瓶颈和浪费环节，进行优化和改进。例如，在患者就医流程方面，通过信息化手段实现挂号、就诊、缴费、取药等环节的互联互通，减少患者排队等候时间，提高就医效率；在物资管理流程方面，采用库存管理系统，实时监控物资库存情况，合理控制库存水平，避免物资积压和浪费，提高物资使用效率。同时，内部控制通过建立绩效评价机制，对各部门和员工的工作绩效进行考核和评价，激励员工积极工作，提高工作质量和效率，从而提升医院整体的运营效果。

三、内部控制的要素

（一）内部环境

内部环境是内部控制的基础，它影响着医院全体员工对内部控制的认识和态度，决定了内部控制的基调。内部环境主要包括医院的治理结构、组织架构、人力资源政策、企业文化等方面。下面将详细阐述这些关键方面如何构建起医院内部控制的坚实基础。

1.治理结构

完善的治理结构是医院内部控制有效运行的重要保障。医院应建立健全董事会（或理事会）、监事会等治理机构，明确各治理机构的职责权限和决策程序。董事会负责制定医院的战略规划、重大决策等，监事会负责对医院的经营管理活动进行监督。完善的治理结构可以形成权力制衡机制，防止管理层滥用权力，保障医院的利益相关者的权益。

2.组织架构

科学合理的组织架构有助于明确各部门和岗位的职责分工，提高工作效率。医院应根据自身的业务特点和管理需求，设置合理的职能部门和业务科室，明确各部门之间的协作关系和信息沟通渠道。例如，将医疗业务部门与行政管理部门分开设置，医疗业务部门负责提供医疗服务，行政管理部门负责医院的日常管理和运营支持。同时，在各部门内部，进一步细化岗位设置，明确每个岗位的职责和权限，避免职责不清和推诿扯皮现象的发生。

3.人力资源政策

人力资源是医院发展的核心资源，良好的人力资源政策对内部控制的实施具有重要影响。医院应制定科学合理的人员招聘、培训、考核、晋升、薪酬等人力资源政策，吸引和留住优秀人才。在人员招聘方面，注重招聘人员的专业素质和职业道德；在培训方面，定期组织员工参加业务培训和职业道德培训，提高员工的业务水平和职业素养；在考核方面，建立公正、公平的绩效考核机制，将考核结果与员工的薪酬、晋升等挂钩，激励员工积极工作；在薪酬方面，设计合理的薪酬体系，体现员工的工作价值和贡献，提高员工的工作积极性。

4.企业文化

积极向上的企业文化可以营造良好的内部控制氛围，增强员工的凝聚力和归属感。医院应培育以患者为中心、诚信、敬业、创新的企业文化，通过开展文化活动、宣传教育等方式，使企业文化深入人心。例如，通过开展"优质服务月"活动，提高员工的服务意识和服务质量；通过宣传医院的先进事迹和优秀员工，弘扬正能量，营造积极向上的工作氛围。

（二）风险评估

在明确了内部环境这一基础要素后，医院需要精准识别和应对各类潜在风险，这便是风险评估的关键作用。风险评估是内部控制的重要环节，它是指医院及时识别、系统分析经营活动中与实现内部控制目标相关的风险，合理确定风险应对策略。医院面临的风险主要包括医疗风险、财务风险、市场风险、法律风险等。

1.医疗风险评估

医疗服务具有高风险性，医疗风险评估旨在识别和评估医疗过程中可能出现的医疗事故、医疗纠纷、医院感染等风险。医院可以通过建立医疗质量监控体系，对医疗服务过程进行实时监测和分析，及时发现潜在的医疗风险。例如，通过对手术并发症发生率、医院感染率等指标的监测，评估医院的医疗质量和医疗风险水平。同时，定期组织医疗风险案例分析会，对已发生的医疗风险事件进行深入分析，总结经验教训，提出改进措施，降低医疗风险的发生概率。

2.财务风险评估

财务风险评估主要关注医院的资金筹集、资金使用、资金回收等方面的风险。例如，评估医院的资产负债率是否合理，是否存在过度负债导致的偿债风险；评估医院的收入结构是否稳定，是否存在医保欠费、患者欠费等导致的资金回收风险；评估医院的成本控制是否有效，是否存在成本过高导致的盈利能力下降风险等。通过财务风险评估，医院可以及时发现财务风险隐患，采取相应的风险应对措施，如优化资金结构、加强应收账款管理、降低成本费用等。

3.市场风险评估

随着医疗卫生市场的竞争日益激烈，医院面临着市场份额下降、患者流失等市场风险。市场风险评估主要分析医院所处的市场环境、竞争对手的情况、患者需求的变化等因素，评估医院面临的市场风险程度。例如，通过市场调研，医院可以了解周边医院的服务特色、价格水平、患者满意度等情况，分析自身的竞争优势和劣势，制定相应的市场竞争策略，提高医院的市场竞争力。

4.法律风险评估

医院作为一个法律主体，必须遵守相关的法律法规。法律风险评估主要识别和评估医院在运营过程中可能面临的法律纠纷、行政处罚等法律风险。例如，评估医院的医疗行为是否符合法律法规的要求，是否存在侵犯患者权益的行为；评估医院的合同管理是否规范，是否存在合同纠纷风险等。通过法律风险评估，医院可以加强法律合规管理，避免因违法违规行为而遭受法律损失。

（三）控制活动

风险评估为医院明确了潜在风险点，而控制活动是医院针对这些风险所采取的具体应对手段，以确保风险处于可控范围。控制活动是内部控制的核心要素，它是指医院根据风险评估结果，采用相应的控制措施，将风险控制在可承受范围之内。控制活动主要包括授权审批控制、不相容职务分离控制、会计系统控制、财产保护控制、预算控制、运营分析控制和绩效考评控制等。

1.授权审批控制

授权审批控制是指医院根据常规授权和特别授权的规定，明确各岗位办理业务和事项的权限范围、审批程序和相应责任。常规授权是指医院在日常经营管理活动中按照既定的职责和程序进行的授权，如科室主任对本科室日常费用支出的审批权限。特别授权是指医院在特殊情况、特定条件下进行的授权，如对重大投资项目、大额资金支出的授权。授权审批控制可以确保医院的各项业务活动在授权范围内进行，避免越权操作和滥用职权行为的发生。

2.不相容职务分离控制

不相容职务分离控制是指医院将那些如果由一个人担任，那么既可能发生错误和舞弊行为，又可能掩盖其错误和舞弊行为的职务，分别由不同的人员担任。例如，在财务部门，出纳人员不得兼任稽核、会计档案保管和收入、支出、费用、债权债务账目的登记工作；在物资采购部门，采购人员与验收人员、付款人员应相互分离。通过不相容职务分离控制，医院可以形成内部牵制机制，减少错误和舞弊行为的发生。

3.会计系统控制

会计系统控制是指医院依据国家统一的会计准则和医院财务会计制度，制定适合本医院的会计核算和财务管理制度，明确会计凭证、会计账簿和财务报表的处理程序，建立和完善会计档案保管和会计工作交接办法，实行会计人员岗位责任制，充分发挥会计的监督职能。通过会计系统控制，可以确保医院财务信息的真实性、准确性和完整性，为医院的决策提供可靠的财务数据支持。

4.财产保护控制

财产保护控制是指医院建立财产日常管理制度和定期清查制度，采取财产记录、实物保管、定期盘点、账实核对等措施，确保财产安全。例如，对固定资产进行定期盘点，核实固定资产的数量、使用状况等，确保账实相符；对药品、耗材等物资进行库存管理，设置合理的库存预警线，定期进行盘点和清查，防止物资的积压和浪费，保障物资的安全和完整。

5.预算控制

预算控制是指医院通过预算的编制、执行、分析、考核等环节，对医院的经济活动进行全面控制。预算编制应结合医院的战略规划和年度经营目标，采用科学的方法进行编制，确保预算的合理性和可行性。预算执行过程中，应加强对预算执行情况的监控和分析，及时发现预算执行中的偏差，并采取相应的纠正措施。预算考核应将考核结果与各部门和员工的绩效挂钩，激励员工积极参与预算管理，提高预算执行的效率和效果。

6.运营分析控制

运营分析控制是指医院建立运营情况分析制度，综合运用生产、购销、投资、筹资、财务等方面的信息，通过因素分析、对比分析、趋势分析等方法，定期开展运营情况分析，发现存在的问题，及时查明原因并加以改进。例如，通过对医院的门诊量、住院人数、手术量、医疗收入、成本费用等运营数据的分析，了解医院的运营状况和发展趋势，找出运营过程中存在的问题和薄弱环节，为医院的决策提供依据。

7.绩效考评控制

绩效考评控制是指医院建立和实施绩效考评制度，科学设置考核指标体系，对医院内部各责任单位和全体员工的业绩进行定期考核和客观评价，将考评结果作为确定员工薪酬以及职务晋升、评优、降级、调岗、辞退等的依据。通过绩效考评控制，可以激励员工积极工作，提高工作效率和质量，促进医院整体绩效的提升。

（四）信息与沟通

控制活动的有效实施离不开准确、及时的信息流通，信息与沟通是指医院及时、准确地收集、传递与内部控制相关的信息，确保信息在医院内部、医院与外部之间进行有效沟通。

1.内部信息沟通

内部信息沟通主要包括医院内部各部门之间、上下级之间的信息传递和交流。医院应建立健全内部信息沟通机制，明确信息传递的渠道、方式和内容。例如，通过定期召开行政例会、科主任会议、医护人员座谈会等方式，及时传达医院的决策部署、工作要求和业务信息；通过内部办公系统、电子邮件等信息化手段，实现信息的快速传递和共享。同时，鼓励员工积极反馈工作中的问题和建议，促进信息的双向沟通，提高医院的管理效率。

2.外部信息沟通

外部信息沟通主要包括医院与政府部门、医保部门、患者、供应商、社会公众等外部利益相关者之间的信息交流。医院应加强与政府部门的沟通，及时了解国家的医疗卫生政策法规和行业发展动态，积极争取政策支持；加强与医保部门的沟通，准确掌握医保政策的变化，做好医保费用结算和管理工作；加强与患者的沟通，及时了解患者的需求和意见，提高患者满意度；加强与供应商的沟通，建立良好的合作关系，确保物资的及时供应和质量；加强与社会公众的沟通，通过医院官网、公众号、新闻媒体等渠道，宣传医院的服务特色、医疗技术、公益活动等，提升医院的社会形象和公信力。

（五）内部监督

信息与沟通为医院内部控制的运行提供了必要的信息支持，而内部监督是确保整个内部控制体系持续有效运作的关键保障，它能及时发现并纠正内部控制中的缺陷与不足。它是指医院对内部控制建立与实施情况进行监督检查，评价内部控制的有效性，发现内部控制缺陷，及时加以改进。内部监督主要包括日常监督和专项监督。

1.日常监督

日常监督是指医院对内部控制的日常运行情况进行持续监督检查。例如，财务部门对日常财务收支的审核和监督，审计部门对医院各项经济活动的定期审计，质量控制部门对医疗服务质量的日常监测等。通过日常监督，可以及时发现内部控制运行过程中出现的问题，及时进行纠正和整改，确保内部控制的有效运行。

2.专项监督

专项监督是指医院在特定时期或针对特定事项开展的监督检查。例如，在医院开展重大项目建设、进行大规模物资采购、实施新的业务流程等情况下，组织专项监督小组对相关事项进行重点监督检查。专项监督具有针对性强、监督力度大等特点，可以深入发现和解决特定领域的内部控制问题，保障医院重大事项的顺利实施。

第二节　医院内部控制框架设计

随着医疗行业的迅猛发展，医院作为其中的关键组成部分，其规模与复杂性不断攀升。为保障医院运营的高效性、合规性与安全性，设计合理的内部控制框架显得尤为重要。

一、医院内部控制框架的重要性

医院作为大型的组织，涵盖诊疗、药品采购、财务管理等多个领域，若缺乏有效的内部控制框架，将面临以下风险。

（一）资金浪费和滥用

资金浪费与滥用是严重问题，会引发资源浪费、损失以及不必要的成本增加。此类情况常见于缺乏有效财务管理和审计程序的医院。

1.预算与开支控制缺失

没有明确的预算与开支控制机制，易导致资金浪费。若医院未制订合理预算，支出便难以把控，就会引发过度消费，超出承受范围，最终造成资金短缺。同时，若缺乏严格的开支控制机制，员工就会滥用资金，如进行无关紧要的采购或擅自挪用医院资金，这将严重影响医院的经济状况，甚至引发财务危机。

2.审计程序不完善

有效的审计程序能发现并纠正财务问题，包括资金滥用。若医院未建立健全的内部控制和审计机制，资金就容易被人为滥用。这种滥用行为难以被察觉，包括虚报支出、伪造凭证或挪用资金等。通过建立有效的审计程序，医院能够及时发现并解决这些问题，降低资金滥用风险。

3.透明度和监督机制缺乏

缺乏透明度和监督机制会导致资金滥用。若医院未构建起完善的财务报告体系，以及公开透明的信息披露机制，资金使用情况便难以监督和审查，这为滥用资金提供了机会，且医院难以追踪和核实其行为。因此，搭建透明的财务报告体系，以及行之有效的监督机制，是防范资金滥用的关键之举。

（二）高风险医疗行为

在医疗领域，缺乏明确的流程和规范会导致医疗过失和高风险医疗行为，对患者健康产生负面影响，甚至危及生命。

1.医疗过失频发

医疗过程的每个环节都须遵循一定程序和标准，以确保患者得到正确诊断和治疗。若医疗机构或医务人员未建立明确的流程和规范，就容易出现混乱和失误。例如，手术过程中若没有明确的手术操作步骤和安全检查流程，会发生手术器械错位、手术部位错误等医疗过失，给患者带来严重后果。

2.高风险医疗行为增多

高风险医疗行为指潜在风险较大、需要高度专业技术和谨慎操作的医疗行为，如放射治疗、心脏手术等。若在这些医疗行为中未建立明确的流程和规范，就会导致操作不当、技术失误等问题，给患者带来严重伤害。

3.医务人员沟通不畅

缺乏明确的流程和规范还导致医务人员之间沟通不畅，进一步增加高风险医疗行为的发生概率。在医疗团队中，成员须密切合作，共同制定治疗方案，并及时沟通病情变化和治疗效果。若没有明确的流程和规范，医务人员之间的沟通就容易出现偏差或信息传递不准确的情况，从而导致医疗过失和高风险医疗行为。

（三）违反法律和法规要求

在医院管理中，遵守法律和法规要求至关重要。若医院未建立内部控制框架确保合规性，将面临法律风险。

1.卫生法规违规

医院必须遵守卫生部门的相关法规和要求，包括医疗废物处理、感染控制、洗手消毒等方面的规定。若医院未能按规定进行废物分类和妥善处理，或未能有效实施感染控制措施，将面临卫生部门的处罚，甚至可能被勒令停业整顿。

2.药品管理违法

医院须遵守药品管理相关法律要求，必须合法获得药品销售许可证，并按规定存放和管理药品。若医院未经授权擅自销售药品，或未能妥善保存药品，将受到监管机构的处罚，并可能面临刑事指控。

3.劳动法规违规

医院还须遵守劳动法和劳动合同法等劳动法律法规，必须合法雇佣员工，并按规定支付工资和发放福利。若医院未能按时支付员工工资、未提供必要的社会保险，或违反劳动合同约定解雇员工，将面临劳动争议和法律诉讼。

4.科研活动违规

医院在开展临床试验和科研活动时也须遵守相关法律法规，必须获得伦理委员会的批准，并确保研究对象的知情同意。若医院未经批准擅自进行人体实验，或未能充分告知研究对象风险，将面临道德和法律上的指控。

5.财务管理违规

医院还须遵守财务管理相关的法规和要求，必须建立健全的财务制度，确保财务报表的真实性和准确性。若医院存在虚假记账、财务造假等行为，将面临严重的财务风险，并可能被监管机构处以高额罚款。

二、医院内部控制框架设计原则

在设计医院内部控制框架时，应考虑以下原则。

（一）内部控制框架的适应性

内部控制框架的适应性是医院管理中至关重要的原则之一。它要求内部控制框架能够根据医院的规模、特点和需求等进行定制，以满足实际运营的需要。医院规模大小、业务特点、经营需求和运营方式以及所处的法律、法规和监管环境各不相同，这些因素深刻影响着医院内部控制框架的构建，以下详细阐述这些影响及其应对策略。

1.规模和特点影响

不同规模的医院在业务范围、组织结构和人员配置上存在差异，其内部控制需求也会有所不同。较大规模的医院会涉及更多的业务流程和环节，需要更复杂和全面的控制措施。而较小规模的医院可以简化控制流程，注重核心风险点的控制。因此，内部控制框架需要根据医院的规模和特点进行量身定制，确保适应性和有效性。

2.需求和运营方式影响

不同类型的医院，如综合医院、专科医院等，其经营特点和风险重点也存在差异。例如，综合医院面临更多的财务管理和人员管理方面的风险，而专科医院更注重医疗技术和设备的控制。因此，内部控制框架需要根据不同类型医院的需求进行差异化设计，以确保能够切实解决相关问题。

3.法律、法规和监管环境影响

不同地区和国家对医院管理和合规性要求存在差异，内部控制框架需要符合当地的法律法规，并满足监管机构的要求。例如，某些地区对医院信息安全和隐私保护提出了更为严格的要求，内部控制框架需要相应地加强相关措施，以确保合规性和数据安全。

（二）内部控制框架的透明性

内部控制框架具有透明性，以确保管理层和其他利益相关者能够了解和监督内部控制的有效性。以下将从助力管理层了解情况、便于利益相关者监督、增强可信度和公信力、促进沟通和合作以及为审计提供依据等多个角度，深入探讨透明性在医院内部控制框架中的关键作用。

1.助力管理层了解情况

内部控制框架的透明性可以帮助管理层了解内部控制的情况。作为医院的最高管理层，他们需要全面了解内部控制框架的设计和实施情况，包括控制目标、控制措施和控制结果。透明的内部控制框架可以使管理层更加清晰地了解各个控制环节的运行情况，并及时发现潜在的风险和问题，从而做出相应的调整和改进。

2.便于利益相关者监督

内部控制框架的透明性可以帮助其他利益相关者监督内部控制的有效性。医院的利益相关者包括股东、投资者、监管机构等，他们对医院的内部控制状况感兴趣，并希望能够评估和监督内部控制的有效性。透明的内部控制框架可以提供相关信息和数据，使利益相关者能够对内部控制的有效性进行评估，并提出改进建议或要求实施必要的改进措施。

3.增强可信度和公信力

内部控制框架的透明性可以增强内部控制的可信度和公信力。对于医院而言，具有透明性的内部控制框架能够展示其管理层对风险管理和合规性的重视，并表明其愿意接受外部监督和审计。这将有助于增强医院在利益相关者中的信任度，维护良好的声誉和形象。

4.促进沟通和合作

内部控制框架的透明性还可以促进内部控制的沟通和合作。通过透明的内部控制框架，不同部门和岗位的员工可以更好地了解各自在内部控制中的责任和角色，并加强协作配合，确保内部控制的有效运行。同时，透明性也可以鼓励员工主动报告潜在的问题和风险，促进早期发现和处理。

5.为审计提供依据

内部控制框架的透明性可以为内部和外部审计提供必要的依据。透明的内部控制框架可以提供完整、准确的控制环节和流程的记录，以及相应的控制结果。这将为内部审计和外部审计提供必要的依据，以评估内部控制的有效性，并发现潜在的问题和风险。

（三）持续改进

医院所处环境持续变化，面临的风险与需求也随之改变，持续改进对于医院内部控制框架适应这些变化、提升自身效能、满足各方要求以及促进整体发展有着不可忽视的意义，此设计原则的作用如下。

1.适应变化的环境和需求

持续改进能够帮助医院不断适应变化的环境和需求。医院所面临的风险和问题是多变的，包括法规要求、技术发展、经济状况等方面的变化。内部控制框架需要能够及时对这些变化做出反应，通过评估和调整来确保内部控制的有效性和适应性。只有不断改进内部控制框架，才能够更好地管理和控制风险，保障医院的正常运营。

2.提高效率和效果

持续改进可以提高内部控制的效率和效果。通过定期的评估和监测，可以发现内部控制中存在的缺陷和不足，并采取相应的改进措施。这有助于优化控制流程，减少冗余和重复的工作，提高内部控制的效率。同时，持续改进还可以发现新的风险和问题，并及时采取措施加以应对，保障医院的安全和稳定。

3.增强员工的参与意识

持续改进可以增强员工的参与意识。内部控制是全体员工的责任，需要他们积极参与和支持内部控制的设计和实施。通过持续改进，可以不断加强员工对内部控制的认知和理解，提高他们的参与度和贡献度。这将增强内部控制的执行力和有效性，减少潜在的人为失误和风险。

4.满足监管机构和利益相关者的要求

持续改进可以满足监管机构和利益相关者的要求。监管机构对医院的内部控制有一定的要求，要求医院能够保持内部控制的有效性和合规性。同时，投资者和其他利益相关者也关注医院的内部控制情况，希望看到持续改进的迹象。通过持续改进，医院能够回应监管机构和利益相关者的关注，加强信任和合作的基础。

5.促进学习和创新

持续改进可以促进学习和创新。通过不断评估和调整内部控制框架，医院可以总结经验教训，提高管理水平和能力。持续改进也为创新提供了机会，通过引入新的技术和方法，提高内部控制的效果和效率。

第三节　医院内部控制培训与监督

医院作为复杂的组织机构，有效的内部控制对保障其运营的合规性与稳定性至关重要。

一、医院内部控制培训的重要性

（一）增强意识与提升素质

内部控制是医院为达成经营目标所采取的系列措施与制度。通过培训，员工能学习内部控制的基本概念、原则和目标，明晰其与风险管理、合规要求的关联，进而认识到内部控制在保障医院正常运转和风险防控中的关键作用。

培训可增强员工的风险与合规意识。医院日常运营面临财务安全、信息安全、医疗安全等各类风险。培训中，员工学习风险管理知识与方法，了解不同风险特点及应对策略，提升风险敏感性与预判能力。同时，培训强化对合规要求的认知与遵守意识，使其在工作中主动遵循医疗行业法律法规和政策，降低违规风险。

培训有助于提升员工专业素养与职业道德素养。医院专业性强，各岗位需特定知识与技能。培训使员工掌握岗位相关内部控制知识与技能，提高其专业水平。同时加强职业道德教育，引导员工妥善处理利益冲突与道德困境，提升整体职业素质。

（二）强化规章制度执行力

医院内部有财务、信息安全、药品管理等一系列规章制度。培训让员工学习其具体内容与要求，明白背后的原因和意义，从而更清晰认识规章制度的重要性及遵守的必要性。

培训还能明确员工在规章制度中的角色与责任。执行规章制度时，每个员工角色和责任不同。培训使员工知晓自身位置与责任，明确工作操作方式及与他人协作的方法，更好地履行职责。

培训可提高员工对规章制度的遵守程度。医院运营中，员工不严格遵守规章制度易引发问题与风险。培训让员工深入了解规章制度的重要性及违规后果，增强遵守意愿。培训还展示遵守规章制度的益处，如保障医院正常运行、提高工作效率等，进一步激发员工积极性。

（三）推动信息技术应用

在医院日常运营中，电子病历系统、医疗设备联网等信息技术系统至关重要。培训使员工学会正确操作，了解功能与流程，提高使用效率与准确性。同时教导员工保护个人账户和密码，增强数据安全与隐私保护意识，避免因不当操作引发风险。

培训可提升员工信息素养。信息素养指员工获取、处理、评价和利用信息的能力。培训让员工学习信息技术基本知识与应用技巧，了解发展动态，掌握信息搜索与筛选方法，提高信息判断能力，更好利用信息技术支持决策与工作，提升工作效率与质量。

培训增强员工对信息技术风险的识别与防范能力。随着信息技术广泛应用，医院面临网络攻击、信息泄露等风险。培训让员工学习常见风险类型与特点，掌握识别、评估及防范措施与应急处理方法，更敏锐发现和应对风险，减少对医院运营的影响。

二、医院内部控制培训的具体实施方法

（一）确定培训内容

医院内部控制培训内容须结合实际综合考量，可涵盖以下方面。

1.内部控制基本概念、原则和目标

阐释内部控制定义与重要性；介绍责任分配、风险评估、信息与沟通等基本原则；强调保障资产安全、提高运营效率、确保财务报告准确等目标。

2.医院内部控制体系和流程

详细介绍管理层监督、风险评估、内部审计等组成部分；分析风险识别、控制设计、执行和监督等流程环节；强调各级管理人员的重要角色与责任。

3.各项规章制度内容和要求

介绍相关法律法规和行业规范；解读医院内部控制制度与政策，明确内容和要求；

强调员工遵守的重要性，增强内部控制意识。

4.风险管理和内部审计知识

培训风险识别、评估、应对等风险评估与管理方法；介绍内部审计目的与方法，培养发现问题和改进流程的意识；讲解内部审计报告编制与使用，助力员工理解并采取措施。

5.信息技术应用和安全管理

引导员工了解医院信息系统运作原理与安全措施；培训账户、密码等正确使用方法；强调信息安全的重要性，开展信息安全意识培训。

（二）选择培训形式

医院内部控制培训形式可依实际情况和需求选择，常见形式如下。

1.线下培训

（1）面对面讲解

由专业人员组织，讲解内部控制基本概念、原则和目标，介绍医院内部控制体系和流程，帮助培训对象全面了解并应用于实际工作。

（2）案例分析

通过真实或模拟案例，引导培训对象理解内部控制的实际应用与意义，提供解决问题的方法和技巧，加深对原则和实践的理解，学会应对问题。

（3）互动交流

通过小组讨论、角色扮演等方式，促进培训对象互动，分享经验观点，加深对内部控制的理解与应用，从不同角度思考问题，获取启发与解决方案。

2.在线培训

（1）在线课程

利用网络平台提供预录制培训视频或课程，方便培训对象根据自身时间和地点自主学习，可随时回放复习，提高学习效果。

（2）网络研讨会

借助网络会议工具组织在线研讨会，专家讲解答疑，培训对象通过互动功能提问讨论，与专家和其他学员交流分享，不受地域限制，促进思想碰撞与知识共享。

3.内部培训

（1）内部专业人员培训

根据不同岗位和职能需求，组织内部专业人员培训，针对性介绍工作相关内部控制知识与技能，充分利用内部专业资源，增强培训效果与可操作性。

（2）部门内部培训

各部门内部开展培训，由部门负责人或专业人员担任讲师，将内部控制知识与具体工作结合，加深理解与应用，促进团队协作与沟通，提升部门整体素质与能力。

4.外部培训

（1）定制化培训

委托专业机构或邀请外部专家，提供深入的专业知识与经验分享，这种满足医院特定需求的定制化培训，借助外部专长和资源，提供高质量培训内容。

（2）参加行业研讨会和培训班

安排员工参加行业组织的研讨会和培训班，了解最新内部控制理念与实践经验，与其他医院交流学习，拓宽视野，获取启发与新思路。

（三）培训评估与反馈

医院内部控制培训结束后，培训效果评估与反馈至关重要。通过评估反馈，了解实际效果，检验培训目标达成程度，为改进提供依据。常用方式如下。

1.问卷调查

设计匿名问卷，涵盖培训内容、讲师表现、培训方法等评价指标；通过定量和定性问题，让参与者评价培训内容、组织安排、学习体验等；分析问卷结果，统计指标得分，发现优点与不足。

2.考试或测验

设计相关考试或测验，测试参与者对内部控制知识的掌握程度；考查是否掌握关键概念、原则和流程，能否应用于实际工作；根据结果评估教学效果与学习成果。

3.讨论和互动

组织小组讨论或角色扮演等活动，让参与者运用所学知识解决实际问题；通过讨论互动，了解对培训的理解和应用情况；收集意见建议，了解对培训内容、形式和组织的评价。

4.反馈会议

组织反馈会议，邀请参与者分享感受体会；听取意见建议，了解整体评价与改进建议；总结培训效果，提出改进措施，共同讨论协商。

三、医院内部控制监督的重要性和具体实施方法

（一）医院内部控制监督的重要性

医院应设立合适的内部监督机构或部门，负责监督内部控制措施的实施与执行。该机构可由医院管理层、内部审计部门或独立的合规与风险管理部门负责，确保监督工作

的独立性与客观性。

监督机构的设立增强医院内部控制的有效性。通过专门机构，能更好地监督评估内部控制措施实施情况，及时发现并纠正潜在问题与漏洞。监督机构可制定监督计划和标准，全面监督医院各部门运营管理，确保控制措施有效落实。

监督机构的独立性和客观性对监督工作有效性至关重要。独立的监督机构不受其他部门干扰，能更客观评估内部控制执行情况。还可独立开展内部审计和风险管理工作，全面监督评估医院运营活动，有效预防和应对潜在风险。

此外，监督机构的建立有助于提升医院整体治理水平。通过建立专门机构，形成健全的内部控制体系和风险管理机制，规范医院运营管理行为。同时，监督机构可根据监督结果提出改进建议，促进医院持续改进与发展。

（二）医院内部控制监督的具体实施方法

1.明确监督职责

监督机构履行职责时须明确监督范围和权限。

（1）医院活动合规性和风险管理监督

监督医院各项活动合规性，确保运作符合法律法规和政策要求。评估医院风险管理情况，包括识别、评估和控制潜在风险，保障医院运营安全。

（2）内部控制体系审查和评估

审查评估医院内部控制体系的有效性和完整性。检查财务、人力资源、采购、资产管理等方面的内部控制，发现、解决问题并提出改进建议。

（3）改进措施的跟踪和监督

提出改进建议，跟踪监督改进措施执行情况。发现问题或有改进空间时，与医院管理层密切合作，确保改进措施有效实施，及时跟踪监督，达到问题解决或改进的效果。

（4）员工举报和投诉的调查和处理

接受员工举报和投诉并调查处理。对涉及违法违规或不当行为的举报投诉，积极调查核实，根据结果采取纠正和处罚措施。

2.采用多样化监督方式

为确保医院内部控制的有效性和完整性，监督机构可采用多种监督方式。

（1）定期抽查

通过定期抽查、核对和现场检查等方式，了解内部控制执行情况，及时发现问题和违规行为，采取纠正措施。

（2）内部审计

组织专业人员进行全面内部审计，检查评估医院财务、人力资源、采购、资产管理等各方面。发现问题并提出改进意见，促进内部控制优化完善。

（3）风险评估

评估分类医院风险，确定监督重点和优先级。通过分析评估风险，明确监督重点领域，有针对性采取监督措施，有效管理控制关键风险。

（4）管理报告

定期向医院管理层提供监督报告，反映内部控制情况和问题。报告包括内部控制体系评估结果、发现的问题和改进建议等，促使管理层采取纠正和改进措施。

第四节　医院内部控制评估与改进

医院内部控制评估与改进是一个持续的过程，旨在识别潜在风险，并采取相应措施降低这些风险的影响。

一、医院内部控制评估的方法

医院内部控制评估可采用多种方法，以下介绍几种常用的评估方法。

（一）自评与外审相结合

医院内部控制评估可采用自评与外审相结合的方式。这种评估方法充分利用医院内部人员对内部流程和操作的熟悉程度，同时引入第三方机构的客观视角和专业能力，以确保评估结果的准确性与公正性。

医院可通过自评对内部控制进行初步评估。自评可由医院内部管理人员或专门组建的评估小组负责。他们可依据相关法规、标准和规范，结合医院具体情况，对各个环节的内部控制进行评估与分析。自评可通过文件资料审核、访谈、观察等方式，全面了解医院内部控制现状。

在自评基础上，医院可邀请第三方机构进行外部审计与评估。这些第三方机构通常具备丰富经验和专业知识，能够客观评估医院内部控制体系，并提出改进建议。外部审计可通过审查医院内部文件、数据和工作过程，以及访谈和调查医院员工等方式进行。通过外部审计，医院可获得独立、客观的评估结果，从而发现潜在问题和风险，并采取相应措施加以改进。

在自评与外审相结合的过程中,可从以下方面评估医院内部控制情况,例如:

评估医院是否符合相关法律法规、行业标准和规范要求,涵盖医疗服务质量管理体系、药品管理、消防安全等方面;

评估医院各项工作流程是否规范、科学、高效,包括门诊挂号、手术操作、护理等流程的评估;

评估医院内部控制的设计和实施程度,涉及岗位职责划分、权限管理、内部审批流程等;

评估医院的风险管理水平,包含对患者安全、财务风险、信息安全等方面的评估;

评估医院内部控制对医疗质量、工作效率和经济效益的影响,如医疗过失率、患者满意度、资源利用率等方面的评估。

(二)流程分析与风险评估

通过对医院各项工作流程进行细致分析,能够识别潜在问题和风险点,并运用风险评估方法对这些风险进行量化评估,从而确定改进的重点领域。

流程分析是对医院各项工作流程进行系统性研究与分析,包括门诊挂号、病历记录、药品管理、手术操作、护理流程等各个环节。通过流程分析,可了解每个环节的具体操作步骤、相关人员、涉及的文档和数据等信息,还能识别可能存在的问题和瓶颈,如流程不规范、信息传递不畅、协同配合不充分等。

在流程分析基础上,结合风险评估方法,对各个环节的风险进行量化评估。风险评估是通过评估潜在风险的概率和影响程度,确定风险的优先级和紧迫程度。评估过程中可使用各种评估工具和技术,如风险矩阵、故障模式和影响分析、事件树分析等。通过风险评估,可识别可能对患者安全、医疗质量和经济效益造成重大影响的风险,并为改进提供指导。

(三)数据分析与统计

通过对医院的数据进行分析和统计,能够揭示潜在问题和异常情况,从而及时发现并解决这些问题。

数据分析是指对医院收集的各类数据进行综合、系统性分析。这些数据包括但不限于患者就诊数据、药品使用数据、医疗设备使用数据、财务数据等。通过数据分析,可了解医院的运营情况、工作流程和资源利用情况,发现其中存在的问题和异常。例如,对药品使用情况进行统计分析,可通过比较实际用药量与临床指南推荐的用药量之间的差异,发现是否存在用药不规范或过度用药的情况。同样,对手术操作的数据进行统计分析,可检查手术操作时间的合理性和手术操作的成功率等指标,以判断手术操作的质量和效果。

数据统计是指对医院收集的数据进行数量化处理和总结。通过数据统计，可得出具有代表性的指标和统计结果，为评估医院内部控制提供客观依据。

二、医院内部控制改进的策略与建议

（一）加强组织架构和人员配备

医院内部控制的改进须加强组织架构和人员配备，以确保各个部门和岗位在内部控制方面职责与权限明确，同时为其提供充足的人力资源支持。以下是一些策略和建议。

1.健全组织架构

医院应建立适应实际情况的健全的组织架构，明确各部门和岗位的职责与权限。每个部门和岗位都应明确承担的任务和责任，确保工作流程协调顺畅。

2.角色职责明确化

每个部门和岗位的医院职责与权限应清晰明确。通过明确定义每个岗位的职责和权限范围，可避免责任不清、责权不符和职责交叉等问题，从而提高内部控制的有效性。

3.人员培训和发展

医院应重视员工的培训和发展，提升其内部控制意识和能力。通过定期培训和教育活动，让员工了解内部控制的重要性，并学习相关知识与技能，以便更好地履行职责。

4.人力资源配备

医院应合理配置人力资源，确保每个岗位都有足够人员支持。在制订人力资源计划时，须充分考虑各部门和岗位的工作量和需求，避免人员过多或不足的情况发生。

5.岗位评估和激励机制

医院可建立岗位评估和激励机制，根据员工的表现和贡献程度进行评估和激励。这能激发员工的积极性和工作动力，提高内部控制的执行效果。

6.沟通与协作

医院应加强部门之间的沟通与协作，促进信息共享和工作协同。通过建立良好的沟通渠道和协作机制，可加强内部控制的监督和执行，及时解决问题并推动改进。

（二）完善制度和规范

建立健全的管理制度和规范，涵盖药品管理、手术操作、财务管理等方面，有助于完善医院的工作流程和行为规范，提高内部控制的有效性和执行效果。以下是一些建议。

1.制定全面的管理制度

医院应制定全面的管理制度，涵盖各个方面的工作流程和行为规范。例如，可制定药品管理制度、手术操作规范、财务管理制度等。这些制度应具体明确、简明扼要，便于员工理解和操作。

2.明确职责和权限

在制度中明确各岗位的职责和权限，确保每个员工清楚自己的责任范围和工作要求。同时，要建立相应的审批和授权程序，保证工作的合法性和规范性。

3.定期修订和更新

管理制度和规范须根据实际情况定期修订和更新。随着医疗技术的发展和法规政策的变化，相关制度和规范也须相应调整和完善。定期修订和更新可确保制度的时效性和适应性。

4.借助信息技术支持

医院可借助信息技术手段，如电子文档管理系统、工作流程管理系统等，提供对制度的在线访问和操作指导，便于员工更好地理解和执行制度。

（三）加强信息技术支持

为确保信息系统的可靠性和安全性，医院还须加强对信息系统的安全管理和风险评估，防范信息泄露和滥用的风险。以下是一些建议。

1.采用电子病历系统

采用电子病历系统可提高医院的工作效率和数据管理的准确性。电子病历系统能帮助医生快速查找患者病历信息，减少纸质病历的使用和存储成本，并提供更好的数据共享和协同工作平台。

2.引入医疗设备管理系统

医疗设备管理系统可对医疗设备进行全面管理，包括设备的购置、维修、保养、报废等环节。引入该系统，可提高设备的利用率和运行效率，及时发现设备故障并进行维修，从而确保设备正常运行和患者安全。

3.加强信息系统安全管理

医院应建立健全的信息系统安全管理机制，包括网络安全、数据备份与恢复、用户权限控制等方面。通过加强对信息系统的安全管理，可防范恶意攻击和非法访问，保护患者隐私和医院敏感信息。

4.进行信息系统风险评估

定期进行信息系统的风险评估，发现可能存在的安全漏洞和潜在风险，并采取相应措施进行修复和防范。风险评估可包括对系统的漏洞扫描、入侵检测、安全审计等。

5.培训员工信息安全意识

加强对医院员工的信息安全培训，增强他们的信息安全意识，提高技能。员工应了解信息安全政策和规定，知晓如何保护和处理敏感信息，以及正确使用和管理信息系统的方法。

6.密码管理和访问控制

医院应建立严格的密码管理和访问控制机制，确保只有经过授权的人员能够访问和操作信息系统。这包括设置强密码、定期更改密码、限制访问权限等。

第四章　医院财务决策分析

第一节　医院财务指标分析和评价

医院作为特殊的经营实体，全面分析和评价其财务状况至关重要。通过对医院财务指标的深入剖析，管理者能够清晰了解医院的经营状况、资金运作情况以及盈利能力等，进而采取针对性措施，改善医院财务状况和提升整体经营效益。

一、医院常用的财务指标

在开展医院财务指标分析前，首要任务是筛选出适合医院的财务指标。医院财务指标主要涵盖以下几个关键方面。

（一）偿债能力指标

在医院管理中，合理的偿债能力能够确保医院按时偿还债务，维护良好的信誉和声誉。常用的偿债能力指标包括流动比率、速动比率、现金比率和利息保障倍数等。

1.流动比率

流动比率是评估医院短期偿债能力的重要指标。它通过对比医院流动资产与流动负债的比例关系，帮助判断医院是否具备足够的流动性以应对短期债务。

流动比率的计算公式为：

$$流动比率=流动资产/流动负债$$

流动资产包括现金、存货、应收账款等短期内可变现或转化为现金的资产。流动负债涵盖短期借款、应付账款等须在短期内偿还的债务。

若医院的流动比率大于1，意味着医院流动资产大于流动负债，具备足够的流动性来偿还短期债务，这表明医院财务状况相对稳定，偿债能力较强。

2.速动比率

速动比率是对医院短期偿债能力更为严格的评估指标。它计算医院速动资产（即减去存货后的流动资产）与流动负债之间的比例关系，更注重以医院可迅速变现的资产来评估其偿债能力。

速动比率的计算公式为：

$$速动比率=（流动资产－存货）/流动负债$$

速动资产包括现金、应收账款等能够迅速变现的资产，而存货相对不容易快速转化为现金。流动负债包含短期借款、应付账款等短期内须偿还的债务。

当医院的速动比率大于 1 时，医院流动资产减去存货后仍大于流动负债，具备足够的流动性偿还短期债务，这体现出医院较高的偿债能力和较强的流动性。

3.现金比率

现金比率是评估医院应对紧急情况和支付短期债务能力的重要指标。它通过比较医院现金与流动负债的比例关系，判断医院在面临突发事件或需要迅速支付债务时的优势程度。

现金比率的计算公式为：

$$现金比率=现金/流动负债$$

现金是医院手头可随时使用的现金资产，流动负债包括短期借款、应付账款等短期内需偿还的债务。

若医院的现金比率大于 0.2，意味着其现金储备能够覆盖相当比例的流动负债，在面临紧急情况或需要迅速支付债务时具备较强优势，显示出医院财务状况相对稳定，医院具备应对紧急情况的能力。

4.利息保障倍数

利息保障倍数是评估医院承担利息费用能力的重要指标。它通过比较医院可支配利润与利息费用的比例关系，判断医院是否具备足够能力支付利息费用。

利息保障倍数的计算公式为：

$$利息保障倍数=可支配利润/利息费用$$

可支配利润是指医院支付各项费用后剩余可供分配的利润，利息费用则是医院需要支付的债务利息。

当医院的利息保障倍数大于 2 时，医院可支配利润远远超过所需支付的利息费用，具备足够能力支付债务利息，这体现出医院较强的还债能力和良好的财务状况。

（二）盈利能力指标

合理选择和分析盈利能力指标，有助于医院管理者了解医院的盈利水平、经营效果以及财务健康状况。常用的盈利能力指标包括净利润率、毛利润率和营业利润率等。

1.净利润率

净利润率通过比较医院的净利润与营业收入之间的比例关系，判断医院的盈利能力。

较高的净利润率表明医院盈利能力良好，较低的净利润率意味着医院面临盈利压力或经营不善。

净利润率的计算公式为：

$$净利润率=净利润/营业收入$$

其中，净利润是医院扣除各项费用后获得的利润，营业收入是医院从经营活动中实现的总收入。

若医院的净利润率较高，意味着其每单位营业收入中能够获得较高的净利润，体现出医院良好的盈利能力和经营效果。

2.毛利润率

毛利润率通过比较医院的毛利润与营业收入之间的比例关系，判断医院的经营效率和成本控制能力。

毛利润率的计算公式为：

$$毛利润率=（营业收入－销售成本）/营业收入$$

其中，销售成本是与销售相关的直接成本，如材料成本、人工成本等。

较高的毛利润率意味着医院在销售产品或提供服务后能够保持较高的利润水平，体现出医院良好的经营效率和成本控制能力。

3.营业利润率

营业利润率通过比较医院的营业利润与营业收入之间的比例关系，判断医院的盈利能力和运营效果。

营业利润率的计算公式为：

$$营业利润率=营业利润/营业收入$$

其中，营业利润是医院营业收入扣除所有费用后的余额。

较高的营业利润率意味着医院在经营活动中能够获得更高的净利润，体现出医院良好的盈利能力和运营效果。

（三）资本运作指标

合理选择和分析资本运作指标，有助于医院管理者了解医院的资金周转情况、运营效率以及资本利用效果。常用的资本运作指标包括总资产周转率、应收账款周转率和存货周转率等。

1.总资产周转率

总资产周转率通过比较医院的销售收入与总资产之间的比例关系，判断医院是否能够更有效地利用资产实现销售收入。

总资产周转率的计算公式为：

$$总资产周转率=销售收入/总资产$$

其中，销售收入是医院从销售产品中获得的总收入，总资产包括医院所有的资产。

较高的总资产周转率意味着医院能够以较快速度将资产转化为销售收入，体现出医院良好的资产利用效率和运营效果。

2.应收账款周转率

应收账款周转率通过比较医院的销售收入与应收账款之间的比例关系，判断医院回收应收账款的速度。

应收账款周转率的计算公式为：

$$应收账款周转率=销售收入/应收账款$$

其中，应收账款是医院尚未收到的客户欠款。

较高的应收账款周转率意味着医院能够更快地回收应收账款，体现出医院较好的收款效率和风险控制能力。

3.存货周转率

存货周转率通过比较医院的销售成本与存货之间的比例关系，判断医院出售存货并及时补充新存货的速度。

存货周转率的计算公式为：

$$存货周转率=销售成本/存货$$

其中，销售成本是医院从销售产品或提供服务中发生的直接成本，存货是医院尚未销售的产品或材料。

较高的存货周转率意味着医院能够更快地出售存货并及时补充新存货，体现出医院较好的存货管理能力和运营效率。

（四）成长能力指标

合理选择和分析成长能力指标，有助于医院管理者了解医院的发展动力、增长趋势以及未来潜力。常用的成长能力指标包括营业收入增长率、净利润增长率和资产总额增长率等。

1.营业收入增长率

营业收入增长率表示医院年度营业收入相对于前一年度的增长比例，用于判断医院在销售方面的表现。

营业收入增长率的计算公式为：

营业收入增长率=（当前年度营业收入－前一年度营业收入）/前一年度营业收入×100%

其中，当前年度营业收入是指医院在当前年度实现的总收入，前一年度营业收入是医院在上一年度实现的总收入。

较高的营业收入增长率意味着医院在销售方面取得显著增长，体现出医院较强的销售能力和市场竞争力。

2.净利润增长率

净利润增长率表示医院年度净利润相对于前一年度的增长比例，用于判断医院在盈利方面的表现。

净利润增长率的计算公式为：

净利润增长率=（当前年度净利润－前一年度净利润）/前一年度净利润×100%

其中，当前年度净利润是指医院在当前年度获得的净利润，前一年度净利润是医院在上一年度获得的净利润。

较高的净利润增长率意味着医院在盈利方面取得显著增长，体现出医院较强的盈利能力和良好的经营效果。

3.资产总额增长率

资产总额增长率表示医院年度资产总额相对于前一年度的增长比例，用于判断医院在资本方面的表现。

资产总额增长率的计算公式为：

资产总额增长率=（当前年度资产总额－前一年度资产总额）/前一年度资产总额×100%

其中，当前年度资产总额是指医院在当前年度拥有的总资产价值，前一年度资产总额是医院在上一年度拥有的总资产价值。

较高的资产总额增长率意味着医院在资本方面取得显著增长，体现出医院较好的资本积累和扩大规模的能力。

二、医院财务指标分析方法

在选定适合医院的财务指标后，接下来须采用恰当的分析方法对这些指标进行深入分析。常用的医院财务指标分析方法包括以下方面。

（一）横向分析

医院财务指标的横向分析是一种常用方法，它通过对比同一指标在不同时间点的数值，了解医院在不同时期的变化情况。这种分析方法有助于医院管理者观察财务指标的趋势和变化，从而判断经营状况的稳定性和发展方向。

进行横向分析时，首先要收集医院连续几年的财务数据，包括利润表、资产负债表和现金流量表等。然后，针对每个财务指标，将其在不同年份的数值进行对比并计算增长率。

对于利润相关指标，如净利润、毛利润等，可计算年度增长率，即（当前年度数值－前一年度数值）/前一年度数值×100%。通过比较增长率的正负和数值大小，判断医院盈利能力的变化情况。

对于资产相关指标，如总资产、应收账款等，同样可计算年度增长率，了解医院资本积累和运营效果的变化。

对于现金流量相关指标，如经营活动现金流量、投资活动现金流量等，也可进行横向分析，了解医院现金流动情况。

（二）纵向分析

纵向分析是一种比较不同财务指标在相同时间点数值的方法，旨在揭示医院财务指标之间的关系和影响。纵向分析可评估医院的整体经营状况和财务健康程度。

进行纵向分析时，重点关注不同财务指标在同一时间点的变化趋势以及它们之间的相互作用。这有助于了解医院的财务状况是否持续改善或恶化，以及各项指标之间的相关性。

纵向分析还能揭示不同财务指标之间的关联程度。例如，研究医院的收入与支出之间的关系，观察是否存在收入增加但支出也同步增加的情况，或者是否存在某些指标之间的正相关关系或负相关关系。

（三）比较分析

比较分析是将医院的财务指标与同行业或同类型医院的财务指标进行对比的方法，旨在了解医院在同行业中的地位和竞争力。比较分析可揭示医院在财务指标方面的优势和劣势，促使医院为提升竞争力和盈利能力而采取相应措施。

进行比较分析时，首先要收集同行业或同类型医院的财务数据，这些数据可包括收入、成本、利润等关键财务指标。然后，将医院的财务指标与同行业或同类型医院的指标进行对比，了解医院在各个方面的表现。

比较分析能帮助医院明确自身定位和发展方向。通过与同行业或同类型医院的对比，医院可了解自身在市场中的位置，并根据自身优势和劣势确定发展策略。例如，若某医院在手术技术方面具有明显优势，可定位为专注于高水平手术的医院，以吸引更多患者和增加市场份额。

比较分析还能帮助医院学习借鉴其他成功医院的经验和做法。通过比较分析，医院可发现一些在财务管理、运营模式、市场推广等方面表现优异的同行业医院，并从中汲取经验和教训，以提升自身的竞争力和盈利能力。

三、医院财务指标评价

在完成医院财务指标分析的基础上，还须对医院的财务指标进行评价，以确定其财务状况的优劣和改进方向。医院财务指标评价主要涵盖以下几个方面。

（一）合理性评价

合理性评价是评估医院财务指标是否符合行业规范和经营特点的方法，旨在确定其财务状况的合理性和可持续性。通过合理性评价，可判断医院财务指标是否偏离正常范围，以便采取相应措施进行调整和改进。

合理性评价须考虑医院所处的行业规范和经营特点。不同类型的医院面临不同的财务挑战和经营环境，因此其财务指标的合理范围也会有所不同。例如，私立医院依赖患者自费收入，而公立医院主要依靠政府拨款和社会保险资金。所以，在评价这两类医院的财务指标时，须根据其经营模式和市场环境确定合理范围。

合理性评价须考虑医院的财务目标和策略。不同医院追求不同的财务目标，如增加利润、提高效率或扩大市场份额等。因此，在评价财务指标时，须将其与医院的财务目标进行对比，并确定是否达到预期目标。

合理性评价须考虑外部因素对财务指标的影响。例如，经济环境的变化、政策法规的调整、市场竞争的加剧等都对医院的财务状况产生影响。在评价财务指标时，须将这些外部因素纳入考虑范围，并分析其对财务指标的影响程度。

（二）可比性评价

可比性评价是评估医院财务指标是否具有可比性的方法，旨在确定其与其他医院相比的竞争力和差距。通过可比性评价，医院可发现在财务指标方面的优势和劣势，并寻找提升竞争力的方法和策略。

进行可比性评价时，首先要确保比较的财务指标具有一致的定义和计算方法。不同医院使用不同的财务指标定义和计算方式，因此在进行比较前须对指标进行标准化处理，以确保可比性。例如，在比较收入时，应考虑是否包括所有收入来源（如门诊、住院、手术等），并将其转换为相同的计量单位（如千万元或百万元）。

可比性评价须考虑医院所处的市场环境和经营特点。不同地区和类型的医院面临不同的市场竞争和运营条件，因此在比较财务指标时须将这些因素纳入考虑。例如，城市医院面临更激烈的市场竞争和成本压力，而农村地区的医院受限于资源和患者流量。

可比性评价须选择合适的对标对象。对标对象应具有相似的规模、类型和市场定位，以确保比较结果的有效性和准确性。例如，私立医院可与同类型的其他私立医院进行比较，而公立医院可与同类型的其他公立医院进行比较。

可比性评价须综合考虑多个财务指标进行分析。单一的财务指标可能无法全面反映医院的竞争力和差距。因此，在进行可比性评价时，须综合考虑多个指标，如收入、成本、利润率、偿债能力等，以获得更全面的分析结果。

可比性评价须注意时间的连续性和一致性，应基于相同的时间段，以确保比较结果的准确性和可靠性。同时，须考虑时间变化对财务指标的影响，例如经济周期的波动或政策调整等。

（三）发展性评价

发展性评价是一种用于评估医院财务指标发展潜力与增长速度的方法，其目的在于明确医院未来的发展方向与空间。开展发展性评价，能够对医院的盈利能力和成长能力进行预测，进而制定出与之相匹配的发展策略与规划。

在实施发展性评价时，必须充分考量医院当前的财务状况以及经营环境。通过深入分析医院过去几年的财务数据，如收入、成本、利润等指标的变化趋势，能够全面了解医院的发展历程与现状。此外，须综合考虑医院所处的市场竞争程度、行业增长率以及政策法规的影响等多方面因素。

发展性评价还应重点关注医院的增长速度和增长潜力。通过剖析医院近期的财务数据，能够计算出医院的年均增长率，并与同行业或同类型医院展开对比。若医院的增长速度高于行业平均水平，那么可判定该医院具备良好的发展潜力。同时，还可借助市场调研、患者需求分析等手段，评估医院在未来是否拥有充足的增长空间。

在进行发展性评价的过程中，须充分考虑医院的战略规划和投资计划。医院的发展潜力与增长速度会受到其战略规划和投资决策的制约。因此，有必要评估医院的战略规划是否契合市场需求与发展趋势，并分析其投资计划能否支撑医院的增长目标。

第二节　医院资本预算决策

医院作为提供医疗服务的关键机构，持续更新和改进设施、设备及技术，是提升医疗质量与效率的必要举措。然而，这些改进所需的投资往往数额巨大，且对医院的长远发展影响深远。因此，医院资本预算决策成为至关重要的管理环节，须对各项投资项目的风险与回报进行细致分析和评估，以保障医院实现利益最大化与可持续发展。

一、医院资本预算决策的重要性

医院资本预算决策对医院的长期发展和竞争力起着决定性作用。合理的资本预算决策能带来多方面的显著优势。

（一）提升医疗质量与效率

医院资本预算决策在提高医疗质量和效率方面意义重大。通过投资现代化设施和设备，医院可实现多方面的优化升级，进而提升医疗服务的质量与效率。

现代化设备能够提供更精准、可靠的诊断结果。随着医学技术的不断进步，医疗设备在检测和诊断患者疾病时愈发精确。例如，新一代的影像设备（如计算机断层扫描设备、核磁共振成像设备等）分辨率更高，功能选项更多，能提供更详细、准确的图像信息，助力医生更精准地判断病情，为患者制定更个性化的治疗方案。

现代化设施有助于提高医疗流程的效率。医院各部门和流程引入先进设备和技术后，工作效率大幅提升。例如，自动化药物配送系统可缩短药品发放时间，降低错误率；电子病历系统加快信息共享与传递速度；手术机器人能够开展精确且微创的手术操作，缩短患者康复周期。这些创新设施和技术极大地提高了医院内部工作效率，减少烦琐操作步骤，加快医疗服务的供给速度。

现代化设施还能提升患者的舒适度与满意度。医院不仅要关注治疗效果，还应重视患者的就医感受和需求。投资舒适、安全、人性化的环境设施，可改善患者的就诊体验。例如，舒适的候诊区、私密的就诊室、先进的床位设施等，能为患者带来更好的就医感受，增强他们对医院的满意度，有利于构建良好的医患关系。

现代化设备和设施还有助于吸引更多优秀医疗人才。医生和护士等医疗专业人员通常更倾向于在设施先进、条件优越的医院工作。因为现代化设备和设施既能提供更好的工作环境，也能支持医疗人员提供更高水平的医疗服务。所以，投资现代化设备和设施不仅能提升医院的声誉和竞争力，还能吸引更多优秀人才加入。

（二）降低成本与风险

医院资本预算决策对于降低成本与风险至关重要。通过更新设备和技术，医院可实现以下改进，从而降低运营成本与风险。

新一代设备和技术通常具备更高的效率和性能，这意味着医院能更高效地利用资源，减少不必要的浪费和损耗。例如，新型医疗设备可节约能源和耗材的使用，降低运营成本；新技术提高工作效率，减少人力资源投入，进一步降低人力成本。

更新设备和技术可降低医疗事故和错误的发生率，从而减少医疗纠纷的风险和成本。

现代化设备精确度和安全性更高，能降低手术并发症和误诊的可能性。例如，微创手术技术可减小手术伤口和创伤，降低感染和出血风险；电子病历系统的使用可减少信息传递错误和数据丢失风险，提高诊断和治疗的准确性。

更新设备和技术还能降低后续运营和维护成本。老旧设备通常需要更频繁的维修和保养，而现代化设备使用寿命更长，故障率更低。这意味着医院可减少设备维修和更换费用，降低停工和业务中断带来的损失。

（三）增加收入与利润

医院资本预算决策对增加收入和利润意义重大。通过投资新的医疗服务项目或扩大医院规模，可实现以下改进，从而吸引更多患者，增加收入来源。

投资新的医疗服务项目能吸引更多患者就诊。随着医学科技的发展，新的诊疗方法和治疗技术不断涌现。引入这些创新医疗服务项目，医院可提供更全面、高效、个性化的医疗服务，满足患者需求。例如，建立心脏介入中心、肿瘤治疗中心等专业医疗服务项目，可吸引患者主动选择该医院治疗，增加收入来源。

扩大医院规模也能带来更多收入。通过增加床位数量、开设新科室或分院，医院可扩大服务范围，接纳更多患者，增加接诊量和手术量，进而带来更多收入。扩大规模还能提高医院的市场份额和竞争力，使其在患者和医疗保险机构中更具影响力。

有效的资本预算决策还能提高医院的财务绩效和利润。仔细评估投资项目的风险和回报，制订合理的预算和计划，可优化资金使用效率，降低不必要的成本，提高盈利能力。同时，及时跟踪和监控投资项目的绩效，根据实际情况进行调整和优化，可确保投资项目达到预期收益目标。

（四）提升员工满意度与团队合作

医院资本预算决策对提升员工满意度和团队合作至关重要。

现代化设施和设备能提供更好的工作环境。员工在舒适、安全、功能齐全的环境中工作，能更好地发挥专业技能和才华。例如，为医生和护士提供宽敞明亮的诊疗室和手术室，配备先进设备和工具，可提高工作效率和质量。良好的工作环境还包括人性化的办公设施、休息区和员工福利设施，如员工餐厅、健身房等，这些都能提升员工的满意度和工作体验。

现代化设备和技术的使用可减轻员工工作负担。新一代设备和技术自动化和智能化程度更高，可减少烦琐操作步骤和重复性工作。例如，电子病历系统可快速、准确地记录和检索病历信息，减少纸质文件的处理和管理。这样，医务人员能更专注于患者诊治工作，提高工作效率和满意度。

　　合理的医院资本预算决策还能提供更多职业发展机会和培训资源。医院可投资员工培训和继续教育计划，帮助员工不断学习和更新专业知识与技能。例如，为医生提供参与国际会议和学术交流的机会，为护士提供专业进修和认证培训支持。这将增强员工的专业水平和竞争力，提升他们在团队中的价值和地位，促进团队合作和创新。

二、医院资本预算决策的过程和方法

　　医院资本预算决策的过程通常包含以下几个关键步骤。

　　（一）明确投资目标与战略

　　医院管理者首先要清晰界定投资目标与战略，主要涵盖以下方面。

　　1.提高医疗质量

　　医院管理者期望通过投资改善医疗设备、引进新技术、加强医护人员培训，提升医疗质量和患者满意度。

　　2.扩大市场份额

　　通过投资扩建医疗设施、增加科室数量、丰富医疗服务种类，吸引更多患者，提高市场竞争力。

　　3.增加收入来源

　　投资开设新的医疗中心、推出新的医疗服务项目，增加医院收入来源，实现可持续发展。

　　（二）收集与评估信息

　　在做出投资决策前，医院管理者须充分收集和评估多方面信息。

　　1.市场需求

　　了解当前市场需求状况，包括人口结构、疾病谱、医疗服务需求等。通过市场调研和数据分析，掌握潜在市场规模和增长趋势，为投资项目选择提供依据。

　　2.竞争情况

　　分析竞争对手，了解其医疗服务特点、定位和优势。通过比较分析，明确医院在市场中的竞争地位，寻找投资项目的差异化机会。

　　3.患者需求

　　了解患者的需求和偏好，如就医便捷性、医疗服务质量、费用可承受性等。通过患者满意度调查、焦点小组讨论等方式，获取患者反馈和建议，为投资项目定位和设计提供参考。

4.技术趋势

关注医疗技术的最新发展趋势，如数字化医疗、人工智能、远程医疗等。了解新技术的应用前景和影响，评估投资项目在技术层面的可行性和竞争优势。

5.政策法规

熟悉相关政策法规，如医疗保险政策、卫生健康管理政策等。这些政策法规会对投资项目的运营和回报产生重要影响，须加以考量和评估。

（三）制订投资计划与预算

依据医院投资目标和评估结果，医院管理者须制订具体的投资计划和预算，关键步骤如下。

1.确定投资金额

根据评估结果和可行性分析，确定投资项目所需资金金额。综合考虑市场需求、竞争情况、技术要求等因素，同时充分考量医院财务状况和可用资金，确保投资计划在医院财务能力范围内。

2.制订时间表

制订投资计划时，须考虑投资项目的时间表和进度安排，包括项目启动、建设、培训等各个阶段的时间规划。确保时间表合理且具有可操作性，避免潜在的延期和成本超支。

3.人力资源需求

投资计划需要额外人力资源支持，如项目经理、技术专家、培训师等。医院管理者须评估人力资源需求，并与相关部门协调，确保项目执行过程中有充足的人力保障。

4.考虑运营和维护成本

投资计划不仅要考虑投资金额，还须综合考虑投资后的运营和维护成本，包括设备维护费用、人员培训和薪酬支出、市场推广费用等。医院管理者须对这些成本进行充分评估，并纳入预算范围，保障投资项目的可持续性。

5.风险控制和监测机制

制订投资计划时，应同步制定风险控制和监测机制，包括建立项目管理团队、设置关键绩效指标、制定风险管理策略等。通过及时识别和处理风险，最大程度降低投资项目的不确定性和风险。

（四）评估风险与回报

在最终做出投资决策前，医院管理者须对每个投资项目进行风险和回报评估，以便全面了解投资项目的潜在收益和风险，做出明智决策。常用评估方法如下。

1.财务指标分析

运用财务指标评估投资项目的经济效益，常见指标包括投资回报率（ROI）、净现值（NPV）、内部收益率（IRR）等。通过计算和比较这些指标，评估投资项目的盈利能力和回报潜力。

2.风险评估

风险评估是评估投资项目风险程度和类型的过程。可使用风险评估工具和方法，如SWOT（优势、劣势、机会、威胁）分析、PESTEL（政治、经济、社会、技术、环境、法律）分析等，识别潜在风险因素，评估其对投资项目的影响和可能性。

3.比较分析

将投资项目与类似项目对比，评估其相对优势和竞争力。考虑市场份额、市场增长率、竞争优势、技术领先性等因素，与竞争对手进行对比分析，了解投资项目的定位和潜力。

（五）实施与监控

投资决策确定后，医院管理者须实施投资计划并进行监控，关键步骤如下。

1.实施投资计划

依据投资计划和时间表，制订详细实施方案，安排相应资源和人员，包括项目启动、组织团队、分配任务等环节。通过合理规划和组织，确保投资项目有效实施。

2.跟踪项目进展

定期跟踪投资项目进展情况，及时获取相关数据和信息。可通过建立项目管理团队、设立定期报告和汇报机制等方式实现。及时了解项目进展，以便发现潜在问题并采取相应调整措施。

3.监控绩效指标

建立有效的绩效评估体系，监控投资项目的绩效和效果。通过制定关键绩效指标（KPI）衡量投资项目的成果和效益，如医疗质量指标、患者满意度、市场份额增长率等，并定期进行评估和分析。

4.调整和优化

根据项目实际情况和绩效评估结果，及时进行调整和优化，这涉及资源重新分配、项目范围调整、策略变更等。通过灵活、及时地调整，最大程度提升投资项目的效果和回报。

5.风险管理和问题解决

在实施和监控过程中，积极进行风险管理和问题解决，包括识别潜在风险和问题、制定应对方案、及时采取行动等。通过有效的风险管理和问题解决，将潜在影响最小化，确保投资项目顺利推进。

三、常见的资本预算技术

在医院资本预算决策中，有几种常用技术助力管理者决策。

（一）资本回收期分析

资本回收期分析是一种常用的资本预算技术，用于评估投资项目从开始运营到收回全部投资成本所需的时间，即投资项目产生足够现金流量覆盖初始投资的时长。

通常，较短的回收期被视为更优选择，因为这意味着投资能迅速回收并产生利润。该方法相对简单易懂，尤其适用于风险较低、回报周期较短的投资项目。

计算资本回收期的方法是将初始投资金额除以每年的净现金流量，得出回收全部投资成本所需的年数。例如，某投资项目初始投资为 100 万，每年净现金流量为 30 万，则资本回收期为 3.33 年（100 万/30 万）。

（二）净现值分析

净现值分析是评估投资项目经济效益的常用技术。它通过将未来现金流量折现至当前时点，计算投资项目的净现值，以此判断项目是否具有盈利能力。

净现值的计算基于货币时间价值概念，即现在的货币价值高于未来的货币价值。因此，净现值考虑了现金流量在不同时间点的价值差异。具体计算时，将每期现金流量按预设折现率折现，相加后减去初始投资金额。

若净现值为正，则说明投资项目回报超过初始投资，具有盈利能力；若净现值为负，则说明投资项目回报低于初始投资，可能不具备回报能力。

（三）内部收益率分析

内部收益率用于评估投资项目的回报潜力，是使投资项目净现值等于零时的折现率。

内部收益率反映了投资项目的盈利能力和回报率。通常，较高的内部收益率意味着投资项目具有较高的回报潜力，因为这表示以该折现率计算，投资项目的现金流量可实现净现值为零。

计算内部收益率须使用迭代法或试错法，将预设的不同折现率应用于未来现金流量，不断调整折现率，直至找到使净现值为零的折现率。

（四）敏感性分析

敏感性分析通过改变投资项目的关键假设和参数，评估其对决策结果的影响程度，帮助管理者了解投资项目在不同情况下的表现，制定相应风险管理策略。

在敏感性分析中，管理者会选取关键假设和参数，如市场需求、成本结构、销售价格、利率等，对这些参数进行变化和调整，观察其对投资项目经济效益的影响。

第三节 医院投资组合管理

在医疗行业竞争日益激烈以及医药卫生体制改革不断深化的背景下，为了提升医疗服务质量、拓展业务领域、增强自身竞争力，医院往往需要进行一系列投资活动。合理的投资组合管理能够帮助医院优化资源配置，在风险可控的前提下实现投资收益最大化，从而为医院的可持续发展提供有力支撑。然而，医院投资具有复杂性和特殊性，涉及医疗设备购置、基础设施建设、科研项目投入、人才培养等多个方面，这就要求医院必须运用科学的投资组合管理理论和方法，对各类投资项目进行有效的规划、评估和组合调整。

一、医院投资组合管理的理论基础

（一）现代投资组合理论概述

现代投资组合理论由美国经济学家哈里·马科维茨（Harry Markowitz）于 20 世纪 50 年代提出。该理论认为，投资者进行投资决策时，不应仅仅关注单个资产的收益和风险，而应从资产组合的角度出发，通过合理配置不同资产，在风险一定的情况下追求收益最大化，或者在收益一定的情况下追求风险最小化。马科维茨通过构建均值-方差模型来量化投资组合的风险与收益关系。在该模型中，投资组合的预期收益率是组合中各资产预期收益率的加权平均值，权重为各资产在组合中的投资比例；而投资组合的风险（方差）不仅取决于各资产自身的风险，还取决于资产之间的相关性。通过分散投资，即选择相关性较低的资产构建投资组合，可以在不降低预期收益的前提下降低组合的整体风险。

（二）现代投资组合理论在医院投资中的适用性分析

医院投资虽然具有其独特性，但现代投资组合理论的基本原理同样适用于医院投资组合管理。医院的各类投资项目，如医疗设备投资、学科建设投资、信息化建设投资等，类似于不同的资产类别。这些投资项目具有不同的预期收益和风险特征。例如，购置先进的大型医疗设备可能带来较高的收益，但设备采购成本高、技术更新快，面临较大的风险；而对医院某一学科进行建设投资，可能在短期内收益不明显，但从长期来看有助于提升医院的品牌影响力和医疗技术水平，具有相对稳定的收益和较低的风险。通过运用现代投资组合理论，医院可以对这些不同的投资项目进行合理组合，降低整体投资风险，实现投资收益的优化。同时，医院投资也受到多种因素的影响，如政策法规、市场需求、技术发展等，这些因素与宏观经济环境和金融市场因素类似，存在一定的不确定性和相关性。因此，通过分散投资不同类型的项目，医院可以在一定程度上抵御这些外部因素带来的风险，这与现代投资组合理论分散风险的理念是一致的。

二、医院投资项目分类及特点

（一）医疗设备投资

1.高投入

先进的医疗设备往往价格昂贵，如核磁共振成像（MRI）设备、计算机断层扫描（CT）设备等，购置成本可能高达数千万元甚至上亿元。

2.技术更新快

随着医疗技术的不断进步，医疗设备的更新换代速度加快，新设备可能在功能、诊断准确性等方面具有显著优势，导致旧设备在较短时间内面临淘汰风险。

3.收益相对可预测

如果设备能够合理使用，其带来的收益相对较为稳定，例如通过开展相关检查项目，能够直接为医院带来收入，但设备的使用效率受医院患者流量、科室管理等因素影响较大。

医疗设备是医院开展医疗服务的重要物质基础，先进的医疗设备有助于提高诊断准确性和治疗效果，提升医院的医疗服务质量，吸引更多患者，从而提高医院的收入和竞争力。

（二）基础设施建设投资

1.投资规模大

医院的基础设施建设，如新建住院楼、门诊楼等，需要大量的资金投入。

2.建设周期长

涉及项目规划、土地审批、工程设计、施工建设等多个环节，每个环节都可能受到各种因素的影响，如政策调整、地质条件变化、施工安全程度等，导致建设周期延长。

3.长期效益显著

良好的基础设施能够改善患者就医环境，提高医院的承载能力，对医院的长期发展具有重要意义，但在建设期间，医院需要承担较大的资金压力，且短期内难以产生直接经济效益。

合理的基础设施布局和完善的设施条件能够提升患者满意度，为医院的可持续发展提供硬件保障，同时也有助于提升医院的形象和品牌价值。

（三）科研项目投资

1.科研项目具有不确定性

研究过程中可能遇到各种技术难题，导致项目无法取得预期成果，投资无法收回。

2.收益具有滞后性

科研成果的转化和应用需要一定的时间，从科研项目投入产生实际经济效益，可能需要数年甚至更长时间。

3.创新性强

科研项目旨在探索新的医疗技术、药物或治疗方法，对推动医院医疗技术水平提升和学科发展具有重要作用。

科研实力是医院核心竞争力的重要组成部分，通过开展科研项目，医院可以提升自身的学术地位，培养高素质的科研人才，促进医疗技术创新，为医院的长远发展奠定基础，同时，科研成果的转化也可能为医院带来新的经济增长点。

（四）人才培养投资

人才培养是一个长期的过程，需要医院持续投入资金，如选派人员参加培训、进修、学术交流等费用，以及为人才提供良好的工作和生活条件。同时，人才培养存在效果难以量化的特点：人才的成长和发展受到多种因素的影响，如个人天赋、努力程度、外部环境等，人才培养的效果往往不能立即显现，且很难用具体的经济指标来衡量。此外，人才培养具有收益长期化的属性：经过培养的高素质人才能够为医院提供长期的智力支持和技术保障，提升医院的医疗服务水平和综合竞争力，带来长期的经济效益和社会效益。

人才是医院发展的关键因素，优秀的医疗人才能够吸引患者，提高医院的医疗质量和声誉。通过人才培养投资，医院可以打造一支结构合理、业务精湛的人才队伍，为医院的发展提供坚实的人才支撑。

三、医院投资组合风险评估

（一）风险识别

1.市场风险

随着人们健康观念的转变、疾病谱的变化以及医疗市场竞争的加剧，医院面临患者需求不确定性增加的风险。医疗服务价格受到政策调控和市场供需关系的影响，如果医疗服务价格调整不合理，或者医院在药品、耗材采购过程中面临价格上涨风险，可能影响医院的成本和收益。

2.技术风险

如前所述，医疗设备技术更新换代快，如果医院投资的设备在短期内被新技术替代，可能导致设备价值贬值，投资收益无法实现；科研项目在研究过程中可能遇到技术难题无法攻克，导致项目失败，前期投入的资金无法收回。

3.管理风险

医院投资项目涉及多个部门和环节，如果项目管理过程中出现沟通不畅、协调不力、进度失控等问题，可能导致项目成本增加、延误交付甚至项目失败；如果医院在人才培养过程中投入大量资金，但由于管理不善或激励机制不到位，导致人才流失，将影响医院的发展和投资收益。

4.政策风险

医保政策对医院的收入和运营具有重要影响。医保支付方式改革、医保报销范围调整等政策变化，可能导致医院收入减少或成本增加；医疗卫生行业受到严格的监管，政策法规的变化可能对医院的投资项目产生影响。

（二）风险评估方法

1.定性评估方法

（1）头脑风暴法

组织医院内部的管理人员、财务人员、医疗专家等，通过集体讨论的方式，对投资项目可能面临的风险进行识别和评估。在讨论过程中，鼓励大家充分发表意见，集思广益，全面梳理风险因素。

（2）德尔菲法

邀请多位行业专家，通过匿名问卷调查的方式，征求专家对投资项目风险的看法。经过多轮反馈和调整，最终形成对风险的评估意见。这种方法可以避免群体思维的影响，充分利用专家的专业知识和经验。

2.定量评估方法

（1）风险价值（VaR）模型

该模型通过计算在一定置信水平下，投资组合在未来特定时期内可能遭受的最大损失，来衡量投资组合的风险水平。例如，在95%的置信水平下，医院投资组合的VaR值为1000万元，意味着在未来一段时间内，有95%的可能性投资组合的损失不会超过1000

万元。

（2）敏感性分析

分析投资项目的收益对各种风险因素（如市场需求变化、价格波动、成本变动等）的敏感程度。通过计算敏感性系数，确定哪些因素对投资收益影响较大，从而为风险控制提供依据。例如，经过敏感性分析发现，医疗服务价格每下降1%，医院某投资项目的收益将下降5%，则说明该项目对医疗服务价格变动较为敏感。

四、医院投资组合的构建与优化

（一）投资组合目标的设定

1.收益目标

医院投资组合的收益目标应与医院的发展战略和财务状况相适应。例如，处于快速发展阶段的医院，可能希望通过投资组合实现较高的收益增长，以支持医院的规模扩张和业务拓展；而对于已经具有一定规模和稳定收入的医院，投资组合的收益目标可能更侧重于维持和提升现有收益水平。收益目标可以通过预期投资回报率、净利润增长等指标来衡量。例如，设定医院投资组合的预期年投资回报率为10%，即通过合理配置投资项目，期望在一年内实现投资收益达到投资总额的10%。

2.风险目标

根据医院的风险承受能力确定投资组合的风险目标。风险承受能力较低的医院，可能更注重投资组合的安全性，将风险目标设定为较低的风险水平，如限制投资组合的最大损失在一定范围内；而风险承受能力较高的医院，可以适当承担较高的风险，以追求更高的收益。风险目标可以通过风险价值（VaR）、标准差等指标来衡量。

（二）投资项目选择与组合策略

1.基于风险—收益权衡的项目选择

在选择投资项目时，医院应综合考虑项目的风险与收益特征。对于风险较高但预期收益也较高的项目，如创新性科研项目，医院需要谨慎评估自身的风险承受能力和项目的潜在收益。而风险较低、收益相对稳定的项目，如部分常规医疗设备投资，可作为投资组合的基础部分。通过对不同风险—收益特征项目的合理搭配，构建一个既满足收益目标又符合风险目标的投资组合。例如，医院在构建投资组合时，将70%的资金投向风险较低的医疗设备投资和基础设施建设项目，这些项目预期收益率为6%～8%；将30%的资金投向风险较高但潜在收益较大的科研项目和人才培养项目，这些项目预期收益率可能达到15%～20%，通过这种组合方式，在控制风险的前提下追求较高的整体收益。

2.分散投资策略

分散投资是构建医院投资组合的重要策略。医院可以从多个维度进行分散投资。

（1）投资项目类型分散

如前文所述，将投资资金分散到医疗设备投资、基础设施建设投资、科研项目投资、人才培养投资等不同类型的项目中，避免过度集中于某一类项目。因为不同类型项目的风险和收益特征不同，通过分散投资可以降低投资组合的整体风险。例如，当医疗设备市场出现波动时，科研项目投资可能不受影响，反之亦然。

（2）投资时间分散

合理安排投资项目的实施时间，避免在同一时期集中大量投资。例如，将基础设施建设项目与医疗设备购置项目的投资时间错开，这样可以缓解医院的资金压力，降低因集中投资带来的财务风险。同时，不同时间点的投资项目可能面临不同的市场环境和投资机会，通过时间分散，医院可以更好地把握投资时机。

（3）投资地域分散

对于一些有条件的医院集团或大型医院，可以考虑在不同地区进行投资，如在城市的不同区域设立分院或合作医疗机构，或者参与跨地区的医疗项目投资。这样可以降低地区性经济波动、政策变化等因素对医院投资收益的影响。

（三）投资组合的动态调整

1.基于市场变化的调整

医疗市场环境是不断变化的，医院投资组合需要根据市场变化进行动态调整。例如，当医疗技术出现重大突破，某类新型医疗设备市场需求大增时，医院可以适当增加对该类设备的投资；当某一地区人口老龄化加剧，对老年康复护理服务需求增加时，医院可以考虑调整投资组合，加大对老年康复护理相关项目的投入。通过及时跟踪市场动态，调整投资组合，使医院能够更好地适应市场变化，提高投资收益。

2.基于投资项目绩效的调整

定期对投资项目的绩效进行评估，根据评估结果对投资组合进行调整。对于绩效良好、达到或超过预期收益的项目，可以考虑继续追加投资；对于绩效不佳、无法达到预期收益且前景不明朗的项目，应及时止损，减少投资或退出项目。例如，医院投资的某科研项目经过一段时间的研究后，发现无法取得预期成果，且继续投入可能导致更大损失，此时医院应果断停止该项目的投资，将资金重新配置到其他更有潜力的项目中。

3.调整频率与方法

投资组合的调整频率应根据医院的实际情况和市场变化的剧烈程度来确定。一般来说，市场变化较快时，调整频率可以适当提高；市场相对稳定时，调整频率可以降低。调整方法可以采用逐步调整的方式，避免一次性大规模调整对医院财务状况和运营造成过大冲击。例如，当需要增加某类投资项目的资金配置时，可以分阶段逐步增加投资，同时相应减少其他项目的投资比例，使投资组合的调整过程更加平稳。

第五章　医院成本管理

第一节　医院成本管理的意义和目标

医院作为提供医疗服务的关键机构，正面临着患者需求日益增长、医疗技术持续进步以及医疗资源有限性等诸多严峻挑战。在这样的大背景下，医院成本管理的重要性愈发凸显。医院成本管理旨在合理管控与分配医疗资源，优化医疗服务效率，提升服务质量，降低运营成本，以实现医院的可持续发展。

一、医院成本管理的意义

（一）提升资源利用效率

为有效管理医院成本并满足患者需求，科学的资源规划与合理的资源配置至关重要。提高医疗资源利用效率，能够最大程度减少资源浪费，实现资源的优化利用。

从成本管理角度来看，高效利用医疗资源能显著降低医院运营成本。例如，合理安排医疗设备的使用时间和维护周期，可避免设备闲置造成的资源浪费，同时延长设备使用寿命，减少设备更新带来的高额成本；在药品管理方面，通过精准的需求预测和库存控制，能避免药品过期的浪费，降低库存成本。

从满足患者需求层面出发，提升资源利用效率可使患者获得更及时、优质的医疗服务。如优化门诊排班系统，根据患者流量高峰低谷合理调配医护人员，减少患者等待时间；合理分配病房资源，确保急重症患者能够及时入住，得到妥善治疗。

为实现资源的优化利用，医院可以引入信息化管理系统，实时监控资源使用情况，为资源规划和配置提供数据支持；加强医护人员培训，提高其操作技能和资源节约意识；建立跨科室协作机制，促进资源共享，避免重复购置和浪费。

（二）保障质量与安全

合理控制成本，能助力医院有足够资金投入到质量与安全保障措施中，从而预防和减少医疗事故及质量问题的发生。

成本管理促使医院关注医疗服务质量。在资源有限时，医院须合理分配资金用于提升医疗服务质量，包括培训医务人员、引进先进医疗设备和技术、建立完善的质量管理体系等。通过充足的资金和资源投入，医院提高医务人员专业水平和技术能力，提升诊断和治疗的准确性与效果，为患者提供更高水平的医疗服务。

成本管理有助于医院加强医疗安全保障。医疗事故和质量问题往往与资源不足、设备老旧以及人员疲劳等因素相关。合理控制成本，可使医院及时更新和维护医疗设备，确保其安全可靠运行。同时，采取加强培训和监督、规范操作流程等措施，提高医务人员工作质量，增强安全意识，减少医疗事故发生。

成本管理推动医院引入信息技术提升质量与安全保障水平。通过电子病历和医疗信息系统，实现医疗数据的准确记录和共享，避免因纸质记录导致信息错误和遗漏。利用信息技术建立智能化的提醒和监测系统，及时发现和处理潜在的质量和安全问题。

合理管理成本还能为医院提供应急措施和风险管理的资金支持。预留一定经费用于突发事件处理和风险防控，有效应对可能出现的医疗事故和质量问题，保障患者安全和权益。

（三）提升竞争力

有效控制成本，可使医院降低医疗费用，提高经营效益，增加患者的就医选择性，从而获取竞争优势。

成本管理助力医院降低医疗费用。在当前医疗费用不断上涨的形势下，通过合理控制和管理成本，减少不必要开支，优化资源配置。比如，与供应商谈判争取更优惠的采购价格；合理规划药品和耗材使用量，减少浪费；加强内部流程管理，提高工作效率等。这些举措可降低医疗费用，使医院提供更具竞争力的价格，吸引更多患者就医。

成本管理提高医院经营效益。科学的资源规划和合理的资源配置，能够最大程度利用有限资源，提高资源利用效率。同时，采用先进管理方法和技术，优化流程，简化手续，降低人力成本。这些举措有效提高医院经营效益，增加收入并降低成本，为医院可持续发展奠定坚实基础。

成本管理增加患者的就医选择性。在市场竞争激烈的环境下，患者更倾向于选择价格合理、服务质量高的医院。通过合理控制成本，医院可提供有竞争力的价格，并不断改进服务质量，满足患者需求。此外，通过市场调研和定位，了解患者需求和偏好，医院有针对性地开展宣传和推广活动，增加知名度和影响力，吸引更多患者就医。

成本管理帮助医院获得竞争优势。合理控制成本，提高经营效率和质量水平，积累良好信誉和口碑，可使医院在激烈的市场竞争中脱颖而出，赢得更多患者信任和选择，谋取良好的品牌形象和有利的竞争地位。

（四）实现可持续发展

有效控制成本，可使医院实现收支平衡，优化资源配置，提高经营效益，为医院长期发展奠定基础。

成本管理助力医院合理利用有限资源。医疗服务需求不断增长与医疗资源有限性之间存在巨大挑战。科学的资源规划和合理的资源配置，能够最大程度利用现有的人力、物力和财力资源，确保资源高效利用。这既能满足患者需求，又能避免资源浪费和闲置，提高资源利用效率。

成本管理实现医院收支平衡。医院作为经营实体，须保证收入覆盖支出，并留有一定盈余用于投资和发展。在合理控制成本，降低运营成本，减少不必要开支，提高经营效益的同时，通过多元化收入来源，如临床服务、医疗技术转让、药品销售等，增加收入渠道，降低对医疗服务费用的依赖性。

成本管理推动医院创新与发展。合理控制成本为医院提供资金和资源支持，促进医疗技术创新与研发，引进先进医疗设备和技术。这将提升医院诊断和治疗能力，提高服务质量，增强医院竞争力。医院还可通过投资人才培养和科研项目，提升医务人员专业水平和科学研究能力，为医院可持续发展提供人才支持。

成本管理体现医院社会责任。作为公益性机构，医院须履行社会责任，为社会提供优质、可负担的医疗服务。合理控制成本，降低患者医疗费用负担，可提高服务的可及性和可负担性。同时，积极参与公共卫生活动和健康教育，可推动社区健康发展，为社会可持续发展贡献力量。

二、医院成本管理的目标

（一）降低成本

医院成本管理的首要目标是降低医疗服务成本。通过精细化管理和流程优化，减少资源浪费和不必要开支，降低医疗费用，提高资源利用效率。

医院可通过合理控制采购成本来降低成本。与供应商谈判，争取更优惠的价格和质量，有效控制药品和耗材采购成本。建立完善的物资管理系统，减少库存积压和过期损失，降低仓储成本。

优化人力资源配置也是降低成本的重要途径。合理安排医务人员工作时间和岗位分配，避免人力资源闲置和浪费。通过培训提升医务人员技术能力，提高工作效率和质量，减少错误和重复操作带来的成本。

优化流程和减少错误同样能降低成本。建立科学的工作流程和标准操作规范，减少重复劳动和病例差错，提高工作效率和质量。加强内部沟通和协作，避免信息传递和协调误差，降低沟通成本。

（二）提高效率

通过合理规划和管理医疗资源，优化流程，减少重复劳动和冗余环节，提高医院工作效率，缩短患者等待时间，提升整体服务效果。

科学的资源规划是提高效率的基础。医院须对不同科室及其功能需求进行细致调查和评估，了解各部门所需人力、物力和财力资源。通过科学的数据分析和预测，合理规划与分配资源，确保各环节得到适当支持，避免资源过度或不足，提高资源利用效率。

优化流程能显著提高医院工作效率。建立科学的工作流程和标准操作规范，减少重复劳动和相关差错。简化手续和步骤，减少时间和精力浪费。加强内部沟通和协作，避免信息传递和协调误差，提高工作效率。

加强人员培训和管理，有助于提升员工专业水平和工作效率。通过持续培训和学习，医务人员掌握最新医疗知识和技术，提高诊断和治疗的准确性和效果。采用科学的考核和激励机制，激发员工积极性和创造力，提高整体工作效率。

（三）创新与改进

医院成本管理应鼓励创新与改进。通过引入新技术、新设备和新模式，提高服务水平和效益，降低医疗费用，推动医疗行业发展。

引入新技术可提升医院服务水平和效益。随着科技不断进步，新技术在医疗领域应用日益广泛。例如，远程医疗技术实现医生与患者远程沟通和诊断，减少患者因交通等原因前往医院就诊的需求，提高服务便利性和效率。人工智能、大数据和机器学习等技术的应用，帮助医院进行精准诊断和治疗，提高医疗效果，减少资源浪费。

引入新设备能提高医院效益。现代医疗设备的发展使医生诊断和治疗更准确。引进先进医疗设备，提高诊断准确性和效率，减少不必要的检查和手术，降低医疗费用。新设备的使用还能提升医院竞争力，吸引更多患者就诊。

尝试新的服务模式可改进服务质量和效益。例如，建立家庭医生制度，为患者提供持续健康管理和个性化医疗服务；发展远程健康监测和在线咨询平台，方便患者随时获得医生建议和指导。这些新的服务模式增加患者选择性和满意度，提高医院口碑和市场竞争力。

医院还应鼓励创新与改进。培养创新意识和团队合作精神，激发医务人员积极性和创造力。设立创新奖励机制，鼓励员工提出改进建议和创新方案。与科研机构和高校合作，共同开展医学研究和技术创新，推动医疗行业发展。

第二节　医院成本分类和计算方法

医院作为提供医疗服务的关键机构，维持运营须承担各类成本。明晰医院成本的分类和计算方法，对医院管理者意义重大，有助于他们深入了解并有效控制成本结构，优化资源配置，提升医院效益。

一、医院成本分类

医院成本可从不同角度分类，常见方式如下。

（一）功能性分类

依据医院功能划分成本，可分为临床成本、非临床成本和支持性成本。

1.临床成本

临床成本指直接关联医疗服务的成本，主要用于支撑医院临床治疗活动。

药品费用。药品费用是医院重要的临床成本之一，涵盖药品采购成本、储存管理成本以及配送成本等。医院须采购各类药物满足患者治疗需求，涉及药品选择、采购渠道建立及库存管理等工作。

医疗设备维护费用。医疗设备维护费用包括医疗设备维修、保养和更新费用。医院要确保医疗设备正常运行，为患者提供高质量医疗服务，因此定期维护保养必不可少，设备老化或技术更新时，须进行更新替换。

诊疗材料费用。诊疗材料费用用于购置各类医用用品和消耗品，如手术器械、敷料等。医院须为患者提供合适诊疗材料，支持临床治疗和手术过程，这些材料须定期补充更新，保障患者得到有效治疗和护理。

2.非临床成本

非临床成本指与医疗服务间接相关的成本，虽不直接参与医疗服务过程，但对医院正常运营和营造良好环境至关重要。

后勤保障费用。后勤保障费用包含物流管理费用、后勤设备维护费用、场地租赁费用等，用于支持医院日常运营和各项服务开展。物流管理费用涉及医院内部物资采购、库存管理及物流配送等；后勤设备维护费用用于维持医院后勤设备正常运行；场地租赁费用即医院房屋场地租金。

环境卫生费用。环境卫生费用用于维护医院清洁、整洁和卫生，包括清洁工人工资、清洁用品采购、卫生消毒材料费用等。医院环境卫生对患者健康和治疗效果影响重大，须投入相应费用保障医院环境的卫生安全。

食品费用。食品费用指医院为患者和员工提供餐饮的费用，包括患者住院期间饮食费用以及员工餐饮费用。医院须提供营养均衡的餐食，满足患者和员工的健康与营养需求。

3.支持性成本

支持性成本指为医疗服务提供支持的成本，主要用于支撑医院行政管理、人力资源和信息技术等方面。

行政管理费用。行政管理费用包括行政人员工资、办公用品采购、行政部门运营费用等，用于支持医院行政管理工作，如人员招聘与培训、文档管理、办公设备维护和更新等。行政管理效率直接影响医院日常运营的顺畅程度。

人力资源费用。人力资源费用用于医院员工的招聘、培训和管理，包括员工薪资、福利、培训费用等。医院须制定合理的人力资源管理策略，确保拥有足够数量且素质优良的员工来提供医疗服务，合理配置和管理人力资源费用对保障医院人力资源供给和稳定运行至关重要。

信息技术费用。信息技术费用用于维护和更新医院信息系统，包括电子病历系统、医院管理系统、数据存储与安全等方面的费用。信息技术在医疗服务中的作用较为关键，可提高医院工作效率、促进信息共享和质量控制，因此医院须投入资源维护和更新相关信息技术系统。

（二）形态性分类

根据成本形态，可分为固定成本和变动成本。

1.固定成本

固定成本指在医院业务量变化时，短期内相对稳定、不会发生变动的成本。常见的固定成本有房屋租金、设备折旧费用等。

房屋租金。无论医院业务量大小，都须支付固定金额的租金。即便医院扩大规模、增加服务项目或床位数，房屋租金通常保持不变。

设备折旧费用。医院购置的各类设备在使用过程中，因技术更新或磨损导致价值递减所形成的成本，与医院业务量无直接关联。设备使用一段时间后会失去部分价值，产生折旧费用，其不受业务量影响，取决于设备价值和使用寿命。

2.变动成本

变动成本指随医院业务量变化而相应变动的成本，与医院业务规模直接相关。业务量增加，变动成本相应增加；业务量减少，变动成本相应减少。常见的变动成本有药品采购费用、人员工资等。

药品采购费用，即医院根据实际需求采购药品产生的费用。随着业务量增加，患者所需药品数量增多，药品采购费用随之增加。药品采购费用与药品使用量和价格相关，制订预算和管理药品库存时，须合理控制该费用。

人员工资，即医院支付给员工的薪酬成本。业务量增加时，为满足患者需求，医院须雇佣更多医生、护士和其他医疗人员，导致人员工资增加。人员工资是医院主要变动成本之一，进行人力资源管理和财务预算时，须合理控制其增长。

（三）时期性分类

根据成本发生时期，可分为前期成本、当前成本和后期成本。

1.前期成本

前期成本指医院开展业务前产生的成本，主要用于医院筹建和准备阶段，包括设备购置费用、场地装修费用等。

设备购置费用，即开展业务前须购买各类医疗设备的费用，如手术台、检查仪器等费用，这些设备对医院正常运营至关重要。设备购置费用通常是较大的前期成本投入，为医院提供必要工具和设施，保障高质量医疗服务。

场地装修费用。场地装修费用用于医院建筑物装修和改造。准备阶段，为适应医疗服务需求，须对现有场地进行装修改造，如水电安装等室内装修，旨在提供舒适、安全且符合医疗标准的环境，确保患者和医务人员有良好的体验。此外，前期成本还包括行政管理费用、法律顾问费用等，用于支持医院组织结构建立、法律合规和日常管理等。

2.当前成本

当前成本指医院正常运营过程中产生的成本，与日常运营和服务提供紧密相关，包括人员工资、耗材费用等。

人员工资，即医院支付给员工的薪酬成本。医院依靠医生、护士、行政人员等各类专业人员提供医疗服务和管理支持，优秀医疗团队对提供高质量医疗服务至关重要。人员工资通常占医院运营成本的重要部分，医院须根据员工岗位和职责合理支付工资，同时考虑员工绩效和市场薪酬水平。

耗材费用，即医院为患者提供诊疗所需的各种消耗品费用，包括医用耗材、手术用具、药品等费用。日常运营中，患者检查、治疗和手术须使用各种耗材，耗材费用是不容忽视的成本项目。医院须合理采购、管理和使用耗材，保障患者安全和医疗质量，控制费用支出。此外，当前成本还包括设备维护费用、水电费用等，都是支持医院正常运营和提供优质医疗服务所必需的。

3.后期成本

后期成本指医院关闭或转型后所产生的成本，通常与医院结算和设备报废处理相关，包括设备报废处理费用、人员结算费用等。

设备报废处理费用，即医院设备报废后处理所需费用。随着医疗技术更新和设备老化，医院会报废部分设备。设备报废处理费用涉及设备回收、处置及相关手续费，用于安全、环保地处理设备，确保符合法律法规要求，不对环境造成污染。

人员结算费用，即医院关闭或转型时，结算员工薪酬、福利、退休金等所需费用。面临关闭或转型时，会解散部分或全部员工队伍。人员结算费用涉及员工工资支付、未使用福利待遇结算以及符合劳动法和社会保险制度的相关费用，旨在保障员工权益，合法、公平处理员工离职事宜。此外，后期成本还包括法律咨询费用、清理整理费用等，用于处理医院关闭或转型过程中的法律、财务和行政事务。

（四）根据成本和医疗服务的关系分类

根据成本与医疗服务的关系，可分为直接成本和间接成本。

1.直接成本

直接成本指能明确归属于某项具体医疗服务的成本，直接参与医疗服务过程，且可与特定医疗服务项目关联。常见的直接成本有手术费用、检查费用等。

手术费用，即与手术相关的各项费用。手术时医院须提供手术器械、相关药品以及手术室使用费等，这些费用与手术过程直接相关，可明确归属于特定手术服务。手术费用计算通常涵盖医疗材料和设备消耗成本、手术团队费用以及手术室运营成本。

检查费用，即医院使用不同设备和技术为患者进行各种检查，以获取患者诊断信息所产生的费用，如X光检查费用、CT费用等，这些费用可明确归属于特定检查项目。此外，药品费用、治疗费用等也属于直接成本，与具体医疗服务密切相关，可明确归属于特定治疗或药物使用。

2.间接成本

间接成本指无法明确归属于某项具体医疗服务的成本，不直接参与医疗服务过程，是医院正常运营和营造良好环境所必需的。常见的间接成本有行政管理费用、卫生消毒费用等。

行政管理费用，即医院行政部门运营费用。医院须专门行政人员处理人力资源管理、财务管理、采购管理等事务，行政管理费用包括行政人员工资、办公用品采购、办公场地租金等，是支持医院正常运营和行政管理所必需的。

卫生消毒费用。卫生消毒费用用于医院环境卫生和消毒工作。医院作为公共场所，须保持清洁、卫生和安全，卫生消毒费用包括清洁工人工资、消毒材料采购、设备维护等，以确保医院环境卫生符合卫生标准，保障患者和医务人员健康安全。此外，设备维护费用、水电费用、保险费用等也属于间接成本，是支持医院正常运营和提供良好工作环境所必需的。

二、医院成本计算方法

医院成本计算方法是确定和核算各类成本的具体方式，常见方法如下。

（一）直接成本法

直接成本法须先确定医疗服务项目范围和定义，如将手术费用作为特定医疗服务项目。然后，根据项目涉及的资源使用情况，将相关成本直接分配给该项目。

例如，手术费用可按手术次数或手术时间计算。按手术次数计算时，累加手术器械、相关药品、手术室使用费等直接与手术相关的成本，得出手术费用；按手术时间计算时，根据手术室使用时长和相应成本率计算手术费用。其他直接成本，如检查费用，也可根据不同类型检查项目的使用频率和相关资源消耗来计算。

直接成本法优点是能较准确地将成本分配到特定医疗服务项目，提供具体项目成本数据，利于管理决策和成本控制。

（二）间接成本法

间接成本法须先确定要分配的间接成本，如行政管理费用。然后，根据一定成本分配方法将间接成本分配给各医疗服务项目。常见成本分配方法如下。

1.人力资源法

该方法通过考虑各医疗服务项目占用的人力资源比例进行间接成本分配，可根据不同项目所需人员数量或工作时间确定人力资源比例。例如，对于行政管理费用的分配，若某个医疗服务项目占用行政管理人员总工作时间的 10%，则该项目承担 10% 的行政管理费用。

2.收入法

收入法根据各项医疗服务项目的收入比例进行间接成本分配（假设收入与成本存在

关联性，认为收入高的项目可能对应更多资源消耗和相关成本）。须先确定各项医疗服务项目收入情况，计算收入比例，再将间接成本按收入比例分配。例如，某个医疗服务项目收入占总收入的 30%，则该项目承担 30% 的间接成本。

3.使用量法

使用量法根据各项医疗服务项目的使用量进行间接成本分配（假设资源使用量与项目实际需求和消耗量相关），将间接成本按使用量比例分配给各服务项目。先确定使用量指标，如药品使用量、检查次数、床日数等，再根据使用量指标比例分配间接成本。例如，行政管理费用可按各服务项目的药品使用量或检查次数比例进行分配。

间接成本法优点是可将无法明确归属特定项目的间接成本合理分配，有助于评估项目经济性和效益，支持医院决策制定和资源配置。

（三）综合成本法

综合成本法中，须确定要计算的综合成本项目。若是直接成本就用直接成本法计算，若是间接成本就通过成本分摊方式分配到各项服务项目。常见综合成本分摊方式如下。

1.人力资源成本分摊

人力资源成本分摊根据各医疗服务项目占用的人力资源比例进行成本分摊，反映不同项目对人力资源的使用情况。各项医疗服务项目占用的人力资源比例，可基于人员数量或工作时间计算。例如，某个医疗服务项目占用总人力资源工作时间的 20%，则承担 20% 的人力资源成本。人力资源成本包括工资、社会保险、福利待遇等，按比例分摊能较准确地将人力资源成本分配给各项服务项目。

2.床日成本分摊

这种方式适用于住院患者服务，根据各项医疗服务项目的床日数进行成本分摊。先确定各项医疗服务项目的床日数，即患者住院天数，再根据床日数占比分摊床位相关成本，包括与床位使用和住院服务相关的人力资源、设备和药品等费用。按床日数占比分摊，能较准确地将这些成本分配给各项服务项目，反映不同项目对床位资源的实际使用情况。

3.手术室时段成本分摊

手术室时段成本分摊是基于各项手术服务的手术时段，分摊与手术室使用相关的成本，反映不同手术项目对手术室资源的占用情况。先确定各项手术服务的手术时段，可根据手术实际时长或手术次数计算，再根据手术时段占总手术时段的比例，分摊手术室使用相关成本，包括与手术室运营和设备使用相关的人力资源、设备维护和消耗品等费用。按比例分摊，能较准确地将这些成本分配给各项服务项目。

综合成本法提供各项医疗服务综合成本数据，有助于全面评估项目经济性和效益，支持医院决策制定和资源配置。

（四）ABC 成本法

ABC（Activity-Based Costing）成本法是基于活动的成本核算方法，通过分析医院各项活动的成本驱动因素，将成本分配到不同活动，再进一步分配到各医疗服务项目，能更准确反映各项医疗服务实际成本，但计算复杂度较高。

该方法中，先识别和定义医院各项活动，如手术准备、检查设备维护、患者接待等。然后，分析活动成本驱动因素，确定每个活动的资源消耗情况，包括人力资源、设备使用、耗材等消耗。接着，根据活动资源消耗计算每项活动成本，直接成本用直接成本法计算，间接成本根据活动成本驱动因素分配。最后，将活动成本分配到各医疗服务项目，根据项目涉及的活动数量、资源消耗情况等进行分配，这样可更准确计算各医疗服务项目成本，评估不同项目经济性和效益。

ABC 成本法优点是能准确反映各项医疗服务实际成本，避免传统方法简单分摊间接成本的不足，提供精确成本数据，支持医院管理决策和资源配置。

第三节　医院成本控制的策略和手段

医院成本控制是借助合理的策略与手段，降低医院运营过程中的各项成本，进而提升医院的经济效益与竞争力。医院作为服务型机构，其成本主要涵盖人力成本、设备成本、药品成本、耗材成本、能源成本等多个方面。

一、优化人力资源管理

医院人力成本通常占比较大，因此，优化人力资源管理是医院成本控制的重要策略之一。具体手段如下。

（一）合理配置人员

依据医院的实际需求与规模合理配置人员，能够避免人员过剩或不足的状况，从而提高工作效率并降低成本。在合理配置人员方面，医院可采取以下措施：

1.人员需求预测

医院应依据就诊量、科室服务需求以及患者的病种构成等因素，对未来的人员需求进行预测与估算。借助数据分析和统计方法，能够更精准地确定各类人员的数量与岗位。

2.灵活的用工制度

医院可灵活运用用工制度，例如引入弹性工时制度、岗位轮换制度等，依据不同时期的工作量和需求，灵活调整人员的上班时间与工作岗位，避免人力资源的浪费与闲置。

3.多元化的人员组织结构

医院可建立多元化的人员组织结构，这个结构包括全职员工、兼职员工、临时工和外包人员等，可根据实际需求灵活调配人员。例如，在就诊高峰期，可雇用临时工或外包人员来应对增加的工作量。

4.员工培训与发展

通过员工培训与发展，提高员工的综合素质和专业水平，使其能够胜任更多的岗位。如此一来，在一定程度上能够减少招聘新人的成本，并提高内部晋升率，激励员工发展与留存。

5.管理人员绩效评估

建立科学合理的绩效评估机制，对管理人员进行定期评估与考核，激励其更好发挥能动性和创造性，进而推动整个团队工作效率的提升。

（二）提高员工效率

通过培训和技术支持等方式，能够提升员工的专业水平和工作效率，减少不必要的时间和人力浪费。在提高员工效率方面，医院可采取以下措施：

1.员工培训

医院可定期组织各类培训活动，提供专业知识和技能的学习机会，使员工不断更新自身的知识与技能。培训内容可包括临床技术、沟通技巧、卫生管理等方面，旨在提高员工的综合素质和职业水平。

2.经验分享和交流

医院可组织经验分享和交流活动，搭建员工间相互学习和交流的平台。通过分享成功案例、讨论疑难问题等形式，促进员工之间的相互借鉴和学习，提高工作效率和质量。

3.定期评估和反馈

医院应建立定期的员工评估和反馈机制，对员工的工作表现进行全面评估，并及时给予正面鼓励或批评意见。通过评估和反馈，能够发现问题，改进工作方式，进而提高员工的工作效率。

4.制定规范和流程

医院应制定明确的工作规范和流程，指导员工的工作行为。这样能够避免不必要的时间浪费和工作失误，提高工作效率和质量。

5.科学合理的排班

医院在进行员工排班时，应根据工作量和需求情况，制定科学合理的排班方案。避免过度或不足的安排，以保障员工的工作效率和身心健康。

二、精细管理药品和耗材成本

精细管理药品和耗材成本也是医院成本控制的重要方面。以下是一些常见手段。

（一）采购策略

医院采取合理的采购策略，与供应商进行谈判，争取更优惠的价格，并建立长期合作关系，以获取更多的折扣和优惠。在精细管理药品和耗材成本方面，可采取以下措施。

1.供应商选择

医院应对不同的供应商进行全面评估和比较，考量其产品质量、价格竞争力、售后服务等因素。选择可靠的供应商，建立稳定的合作关系，以确保产品的质量和供货的及时性。

2.谈判和合同签订

医院可与供应商进行有效的谈判，争取更优惠的价格和条件。通过比价、询价等方式，与供应商协商确定最低成本的采购方案。同时，在与供应商签订合同时，明确价格、数量、交货期限等条款，保障双方权益。

3.建立长期合作关系

医院可与供应商建立长期稳定的合作关系，例如签订长期供货协议或合作协议。这样能够获得更多的折扣和优惠，并提高供应商对医院的关注度和服务质量。

4.集中采购和集团采购

医院可与其他医院或组织进行合作，通过集中采购或集团采购的方式，共同协商并获得更具竞争力的价格和条件。这种方式能够减少采购成本，提高采购效率。

5.定期评估供应商绩效

医院应定期评估供应商的绩效，包括产品质量、交货准时性、售后服务等方面。通过对供应商绩效的评估，能够及时发现问题，并与供应商进行沟通和改进，提高供应链的效率和稳定性。

（二）库存管理

合理控制库存水平，避免过多的药品和耗材积压，能够减少资金占用和损耗，从而降低成本。在库存管理方面，医院可采取以下措施。

1.库存需求的预测与计划

医院应根据历史数据、就诊量、手术量以及季节性变化等因素，进行库存需求的预测与计划。科学的预测模型和算法，能够合理估算所需的药品和耗材数量，并避免库存过度或不足。

2.定期的库存盘点

医院应定期进行库存盘点，对库存数量和质量进行核实和记录。通过盘点，能够发现库存异常、过期产品和滞销品等问题，并及时采取措施，避免资金的浪费和库存的积压。

3.供应链管理

医院应与供应商建立紧密的合作关系，进行供应链管理。通过与供应商的沟通和协调，及时了解供货情况、产品变动和市场动态等信息，以便合理调整库存策略和采购计划。

4.先进的仓储管理技术

医院可引入先进的仓储管理技术，如自动化仓储系统、条码扫描系统等。这些技术能够提高库存操作的准确性和效率，减少人为错误和损耗，降低库存管理成本。

5.合理的订货周期和批量

医院应根据需求和供应情况，制定合理的订货周期和批量。科学的订货策略，能够避免频繁的补货和订单拆分，减少运输和采购成本，并优化库存。

6.药品和耗材的早期警示系统

医院可建立药品和耗材的早期警示系统，监控库存水平和使用情况。当库存接近预警线时，系统会发出警报，提醒相关人员及时采取措施，避免库存紧张或积压。

（三）药物和耗材的使用

制定严格的用药和使用耗材的规范，能够避免浪费和滥用，从而降低成本。在规范化使用方面，医院可采取以下措施。

1.制定标准操作流程

医院应制定并实施标准操作流程（SOP），明确用药和使用耗材各个环节的操作规范。包括药品配送、储存、核对、发放等流程，以及耗材的采购、使用、回收等流程的操作规范。统一的操作规范，能够规范人员行为，减少错误和损耗。

2.提供专业培训和指导

医院应定期组织专业培训和指导，向医护人员传授正确的用药和使用耗材知识。培训内容可包括药物的分类、剂量计算、储存条件、耗材的正确使用方法等。医院通过提高医护人员的专业水平，减少因错误使用造成的浪费和产生的成本。

3.精确的药物配送和仓储管理

医院应建立精确的药物配送和仓储管理系统，确保药物按需配送和储存。避免过度的药物储存和损坏，减少因药物过期而造成的浪费。

4.药物和耗材的定量使用

医院应鼓励医护人员根据临床需要定量使用药物和耗材，避免过度使用或不必要的浪费。通过制定合理的用量标准和使用指导，帮助医护人员正确评估患者需求，并避免滥用和浪费。

三、节约能源和资源

医院作为大型机构，消耗大量的能源和资源。因此，节约能源和资源是降低成本的有效手段。以下是一些常见的策略和手段。

（一）能源管理

在能源管理方面，通过改善建筑物的设计、设备的选用及能源的利用等措施，能够降低能源消耗，从而降低运营成本。以下是一些常见的能源管理措施。

1.建筑设计与改造

医院可在建筑设计和改造阶段考虑节能因素，如采用高效隔热材料、太阳能利用系统、自然采光系统等减少能源的消耗。还可合理规划建筑布局，优化空间利用，减少能源的浪费。

2.设备能效提升

医院应选择能效高的设备和器具，如高效节能照明设备、能源回收设备等。定期检查和维护设备，确保其正常运行和高效利用能源。

3.能源监测与管理系统

引入能源监测与管理系统，实时监测各项能源的使用情况，及时发现和处理能源浪费的问题。通过数据分析和评估，制定相应的能源管理策略，降低能源消耗。

4.合理的供暖与空调控制

医院应根据实际需求，合理控制供暖和空调设备的运行。优化温度设定，合理安排供暖和空调时间，减少能源的浪费。同时，加强维护和保养工作，确保设备的正常运行和效率。

5.引入新技术和智能系统

引入新技术和智能系统，如智能照明系统、自动化能源管理系统等，优化能源的使用和管理。利用智能系统，能够实现精确的能源控制和监测，提高能源利用效率。

6.能源意识培训与宣传

开展能源意识培训与宣传活动，提高医院员工对能源节约重要性的认识。通过宣传教育，引导员工养成节约用电、用水和用气的良好习惯，共同参与节能减排行动。

（二）水资源管理

合理利用水资源，能够加强水的循环利用和回收利用，能够减少水的浪费，降低运营成本。以下是一些常见的水资源管理措施。

1.水消耗监测与分析

医院应建立水消耗监测系统，实时监测各项用水设备和流程的水消耗情况。通过数据分析和评估，发现用水浪费的问题，并采取相应的调整措施。

2.水设备优化和维护

医院应选择节水型设备，如节水龙头、节水淋浴器等，减少用水量。定期检查和维护设备，确保其正常运行和高效使用水资源。

3.循环水利用系统

引入循环水利用系统，将废水处理后再次利用。例如，将排出的洗手间废水处理后用于冲厕、灌溉、绿化等用途。医院通过循环利用，减少对洁净水资源的依赖。

4.雨水收集与利用

医院可设置雨水收集系统，收集雨水用于景观绿化、清洗地面等非直接饮用的用途。合理利用雨水资源，减少对自来水的需求。

5.水源保护与净化

医院应加强水源保护工作，保持周边环境的卫生和清洁，避免水源受到污染。同时，采取适当的水质净化措施，确保医疗活动所需的高质量水资源供给。

6.水漏损检测与修复

定期进行水漏损检测，及时发现和修复漏水问题。减少因漏水而造成的水资源浪费，节约运营成本。

7.员工意识培养与宣传

开展员工意识培养与宣传活动，提高医院员工对节约用水重要性的认识。通过宣传教育，引导员工养成良好的用水习惯，避免浪费和滥用水资源。

（三）废物处理

建立健全的废物处理系统，对医疗废物进行分类处理和资源化利用，能够减少对环境的污染，降低运营成本。以下是一些常见的废物处理措施。

1.废物分类与分级管理

医院应制定明确的废物分类与分级管理制度，根据废物的性质和风险程度进行分类和管理。例如，将感染性废物、化学废物、药品废物等进行分类收集、储存和处理，以减少交叉感染和环境污染的风险。

2.环保设备和技术的应用

引入环保设备和技术，如高效过滤器、气体净化设备等，对废物进行处理和净化。这些设备和技术能够有效去除废物中的有害物质，减少对环境的污染。

3.定期清理和消毒

医院应定期进行废物的清理和消毒工作，以减少废物的存放时间和除臭。及时清理和消毒能够减少细菌滋生和交叉感染的风险。

4.建立合规的废物处理合作

医院应与专业的废物处理机构签订合规的废物处理合同，建立合规的合作关系。确保废物的安全收集、运输和处理符合相关法规要求，并可提供相应的证明文件。

5.废物管理培训与宣传

开展废物管理培训与宣传活动，提高医院员工对废物处理重要性和正确操作方法的认识。通过宣传教育，引导员工养成良好的废物处理习惯，确保废物分类和处理的规范性和有效性。

四、合理定价和费用管理

合理定价和费用管理对于控制医院成本具有重要意义。以下是一些常见的策略和手段。

（一）成本核算

建立完善的成本核算体系，能够帮助医院了解各项费用的构成和分配情况，为合理定价提供依据。

1.成本分类与归集

医院应将各项费用按照不同的类别进行成本分类与归集，这些费用包括人力成本、物料成本、设备维护成本、房屋租赁成本等。通过明确费用的来源和性质，能够更好地掌握成本的构成和分布情况。

2.直接成本与间接成本核算

医院应区分直接成本和间接成本，并进行相应的核算。直接成本指与具体医疗服务直接相关的费用，如药品、耗材等成本；间接成本是与医疗服务间接相关的费用，如行政管理费用、水电费等。明确直接成本和间接成本的比例，能够更准确地确定医疗服务的定价。

3.分摊与分配方法

对于间接成本，医院应采取合适的分摊与分配方法，将其合理地分配到各个部门或科室。常用的方法包括按照床位数、科室面积、人员数量等进行分配，确保各个部门或科室承担相应的成本责任。

4.引入管理会计方法

医院可引入管理会计方法，如 ABC 成本法、生命周期成本法等。这些方法能够更精细地分析和核算不同项目或服务的成本，并为决策提供更准确的依据。

5.控制费用的合理增长

医院应定期评估和控制费用的合理增长，避免无效的费用开支。通过合理的费用控制和管理，降低运营成本，提高医院的盈利能力。

（二）价格监控

通过密切关注市场价格变化和竞争对手的定价策略，医院可以调整自身的定价策略，确保价格的合理性和竞争力。

1.市场价格调研

医院应进行市场价格调研，了解行业内其他医院的定价水平和服务内容。通过比较分析，确定自身的价格定位，并根据市场需求和竞争情况，制定相应的定价策略。

2.竞争对手分析

密切关注竞争对手的定价策略和市场反应，了解其价格变动的原因和影响。通过对竞争对手的分析，医院可以及时调整自身的定价策略，保持竞争优势。

3.成本核算与定价关联

建立完善的成本核算体系，将各项费用与定价进行关联。通过深入了解各项费用的构成和分配情况，结合市场需求和竞争情况，合理确定产品和服务的定价水平，确保定价的合理性和盈利能力。

4.定价策略调整

根据市场需求和竞争情况，医院应及时调整自身的定价策略。例如，针对市场价格下降或竞争加剧的情况，可以考虑适当降低价格以提高竞争力；针对服务优势或特殊需求的情况，可以制定差异化定价策略。

5.定价与营销策略结合

医院应将定价与营销策略结合起来，制定具有竞争力的定价方案。例如，可以通过捆绑销售、促销活动等方式吸引客户，并在价格上给予适当优惠，提高产品和服务的销售量和市场占有率。

6.客户反馈与满意度调查

积极收集客户的反馈意见与满意度调查结果，了解客户对价格的认知和接受程度。根据客户的需求和期望，进行必要的调整和改进，以提供更符合市场需求的价格策略。

（三）费用控制

通过建立严格的费用管理制度，监控各项费用的使用情况，可以避免浪费和滥用，实现有效的费用控制。

1.制定费用预算与限额

医院应制定年度费用预算，并设定各项费用的限额。通过预算与限额的设定，明确费用的范围和控制目标，避免超支和不必要的费用开支。

2.费用审批与授权机制

建立严格的费用审批与授权机制，规定各级管理人员对不同费用项目的审批权限。确保费用开支符合预算和政策规定，并经过相应层级的审批程序。

3.费用分析与优化

定期进行费用分析，了解各项费用的构成和变动情况。通过分析结果，识别费用过高或波动较大的项目，并采取相应的优化措施，降低费用成本。

4.费用效益评估

对于涉及重大费用支出的项目，医院应进行费用效益评估。综合考虑投入产出比、预期收益等因素，评估项目的经济效益，并在决策过程中综合考虑费用控制的要求。

5.严格执行采购管理制度

建立严格的采购管理制度，规范采购流程和程序。确保采购过程的透明性和公平性，避免不必要的浪费和滥用。

6.定期费用监控与审查

定期进行费用监控与审查，检查各项费用的使用情况是否符合政策和规定。及时发现问题并采取措施，避免浪费和滥用。

第六章　医院收入管理

第一节　医院收费制度和定价策略

在现代医疗体系中，医院作为提供医疗服务的机构，需要通过合理的收费制度和定价策略来维持运营，同时为患者提供高质量的医疗服务。

一、医院收费制度

医院收费制度是指医院在为患者提供医疗服务的过程中所采取的收费方式和规则。医院收费制度主要由国家卫生健康委员会（以下简称"卫健委"）等部门进行管理和监督。医院收费制度通常涵盖以下几个方面。

（一）基本医疗服务的收费

基本医疗服务价格是指医院为患者提供常规医疗服务所确定的价格。依据国家政策和相关规定，医院须公布基本医疗服务价格，并在收费标准中明确列出。基本医疗服务通常收取挂号费、诊查费等。

1.挂号费

挂号费是患者在就诊前必须支付的费用之一。挂号费金额由医院自主决定，通常会因医院的级别、地理位置和就诊科室的不同而存在差异。挂号费主要用于预约就诊和排队分诊的管理工作。

2.诊查费

诊查费是患者就诊后需要支付的费用，指医生对患者进行咨询、诊断和治疗等医疗服务所收取的费用。诊查费金额同样由医院自主决定，通常会根据医院的级别、科室的专业性和医生的经验水平等因素来确定。

除挂号费和诊查费外，还有其他一些与基本医疗服务相关的费用。例如，一些医院会收取检验费、放射检查费、手术费等。这些费用的金额通常根据患者所接受的具体医疗项目和治疗方案来确定。

（二）医疗项目的价格

医疗项目价格是指医院为患者提供的具体医疗项目所确定的价格。不同的医疗项目和治疗方案因其特殊性和复杂程度不同而有所差异，因此医疗项目价格通常由医院自主制定，并在收费标准中公示。

医疗项目价格的确定涉及多个方面。

1.成本

医院需要对每个医疗项目进行成本核算，核算其医疗设备、药品、人力资源等费用。基于成本核算结果，医院会结合合理利润率来确定医疗项目的价格。

2.市场需求和竞争情况

医院会对市场进行调研，了解患者对于特定医疗项目的需求以及支付能力。在竞争激烈的市场环境中，医院还会考虑与其他医疗机构之间的价格竞争关系，以吸引患者选择自己的医疗项目。

3.医疗技术创新和进步

随着医学技术的不断发展，新的医疗项目会出现，并需要制定相应的价格。医院需要根据新技术的特点、使用成本以及预期的效果等因素来确定适当的价格。

（三）非医疗服务的收费

非医疗服务价格是指医院为患者提供的与医疗服务相关但不属于医疗治疗范畴的服务所确定的价格。这些服务收取陪护费、床位费、特殊照料费等。非医疗服务价格通常由医院自主决定，并在收费标准中明确列出。

1.陪护费

陪护费是指为患者提供陪护的人员的费用。在一些需要特殊照顾或长期住院的情况下，患者需要有家人或其他人员陪伴，医院会根据陪护人员的工作时间和服务内容来确定相应的陪护费用。

2.床位费

床位费是指患者住院期间使用病床所需支付的费用。床位费通常根据医院的级别、地理位置以及病房类型（如普通病房、单人病房、VIP病房等）来确定。床位费除包括使用床位收取的费用外，还涉及床上用品、餐饮等方面的费用。

3.特殊照料费

特殊照料费是指医院为患者提供的个性化或满足其特殊需求的服务所收取的费用，如定制饮食、私人护理等。这些费用的金额通常由医院根据患者的需求和提供服务的成本来确定。

（四）医疗保险和医疗救助政策

医疗保险和医疗救助是医院收费制度中重要的组成部分。根据国家相关政策，医院需要与社会医疗保险机构合作，参与医保支付工作，并对符合条件的贫困患者提供医疗救助。

1.医疗保险

医疗保险是一种通过社会统筹、个人缴费和政府补贴等方式，为参保人员提供医疗费用报销或直接支付的制度。医院积极与社会医疗保险机构合作，将各类医疗服务费用纳入医保支付范畴。患者在就医时，可依据自身参保情况，通过社会医疗保险报销部分甚至全部医疗费用，极大地减轻了个人经济负担。而医院在制定收费标准时，必须充分考量医保支付政策规定。医保支付会依据不同类型的医疗服务项目、治疗方案，按照相应的医保支付比例进行结算。医院须严格遵循国家卫健委等部门的规定，与社会医疗保险机构精准结算，并严格遵守相关报销流程与标准，确保医保支付工作有序开展，让患者切实享受到医保福利。

2.医疗救助

对于符合条件的贫困患者，医院需要提供相应的医疗救助。医疗救助是指通过一系列政府补贴、医疗救助基金等形式，为经济困难的患者提供免费或部分减免的医疗费用支持。医院在收费制度中需要明确列出医疗救助政策的适用范围、申请条件以及具体的补助方式。

二、医院定价策略

医院定价策略是指医院在制定收费标准时所采取的策略和原则。医院定价策略的制定需要考虑多个因素，包括医疗服务成本、竞争情况等。以下是一些常见的医院定价策略。

（一）成本导向定价

成本导向定价是一种根据医疗服务的成本来确定价格的定价策略。在这种策略下，医院会对各项医疗服务进行成本核算，在此基础上加上一定的利润率来确定最终的价格。

1.成本核算

医院会对医疗服务的成本进行详细的核算和分析。成本核算包括医疗设备、药品、人力资源、设施维护等各个方面的费用计算。通过准确计算每项成本的金额，医院可以了解提供特定医疗服务所需的具体成本。

2.定价确定

医院会将成本与预期的利润率相结合，以确定最终的定价。利润率的设定通常会考虑医院的运营成本、风险管理、投资回报等因素。通过在成本上加上适当的利润率，医院可以确保其经济的可持续性，同时为患者提供质量可靠的医疗服务。

（二）差异化定价

差异化定价是一种根据不同的患者群体或不同的医疗服务项目采取不同价格策略的定价方式。在这种策略下，医院会根据患者的特点和需求，以及医疗服务的复杂程度和价值来制定差异化的定价方案。

1.按患者群体定价

医院会考虑患者的支付能力、医疗需求的紧迫性、就诊次数等因素，针对不同患者群体制定不同的价格策略。例如，对于经济困难的患者，可以设定较低的价格或提供相应的优惠政策，以帮助他们获得必要的医疗服务。

2.按医疗服务项目定价

医院会考虑不同医疗服务项目的复杂程度、技术含量、治疗效果等因素，确定不同的价格水平。一般来说，复杂的医疗服务项目会具有较高的价格，而简单的项目则定价较低。

3.按增值服务定价

医院还可以通过差异化定价来提供增值服务。例如，为患者提供一些额外的增值服务或特殊的个性化服务，可以根据服务的价值和成本来设定相应的价格。这样可以满足患者对于更高级别服务的需求，并为医院创造更多的附加价值。

（三）政府指导定价

政府指导定价是指由政府对医疗服务价格进行指导和干预的定价策略。在这种策略下，政府可以通过发布政策文件、设定价格上限等方式来管理和调控医疗服务的价格，以保证医疗服务的公平性和可及性。

1.政策文件指导

政府可以通过发布政策文件来指导医疗服务价格的制定。政府会制定相关规定和标准，明确医疗服务的价格范围和定价原则。这些政策文件可以包括关于医疗服务价格的核算方法、利润率的控制、价格调整机制等内容。医院须要根据政府的指导，合理制定医疗服务的价格。

2.设定价格上限

政府还可以设定价格上限来限制医疗服务价格的涨幅。政府会根据市场需求、成本变化等因素，设定医疗服务价格的上限，防止过度涨价。这种措施可以保护患者的权益，确保医疗服务的可及性和公平性。

第二节　医保支付和医保费用管理

一、医保支付的概念和意义

医保支付是指社会医疗保险基金向参保人员或医疗机构支付医疗费用的过程。作为一种公共保险制度，医保支付在现代医疗体系中发挥着关键作用。其主要目的在于提供经济支持，保障参保人员能够获取必要的医疗服务，同时有效控制医疗费用的增长，维持医保基金的可持续性。

医保支付的意义体现在以下几个方面。

（一）提供医疗保障

医保支付能够减轻参保人员的医疗负担，保障其获得质量合格的医疗服务。

1.提供经济支持

医保支付为参保人员提供经济支持，降低他们就医时的经济压力。通过按一定比例支付医疗费用或提供报销机制，减轻个人支付压力，使参保人员更易获取所需医疗服务。

2.保证基本医疗需求

医保支付保障参保人员能获得基本医疗保健服务。无论是预防保健、诊断治疗还是紧急救治，医保支付的资金支持保证参保人员在健康出现问题时，能及时得到必要医疗照顾，满足基本医疗需求。

3.促进公平与社会公正

医保支付的普及和实施促进公平与社会公正。医保支付使医疗费用支付责任得以分担，既减轻低收入人群经济负担，又缩小社会阶层在医疗保健方面的差距。每个参保人员获得医疗服务的机会平等，享受相对公平的医保支付待遇。医保支付助力构建更公正的社会环境。

（二）控制医疗费用

在实现医疗费用有效管控的进程中，除了关注医保支付在避免资源浪费、引导合理消费等方面的作用外，还须深入探究其对医院内部控制建设的多维度影响，这将为医院完善管理体系、提升运营效能带来新的思考与契机。

1.医保支付避免资源浪费

医保支付的实施可避免医疗资源浪费。通过统一管理和审核医疗费用，防止不必要的医疗项目、药品或检查的过度使用，减少医疗资源浪费。参保人员在享受医保支付福利时，会更审慎选择医疗服务，降低不必要的医疗费用支出。

2.引导合理消费

医保支付引导参保人员合理消费。通过设定自付比例、限制报销范围等方式，鼓励参保人员就医时理性消费，避免不必要的医疗项目和药品的过度使用。这有助于提高参保人员对医疗服务的认知，增强其对医疗费用的敏感性，促进医疗费用的合理控制。

3.促进医疗体系改革

医保支付推动医疗体系改革。通过对医疗费用的控制和管理，促使医疗机构加强成本控制和效益管理，推动医疗体系向高质量、高效率方向发展，提升整个医疗体系的服务水平和竞争力。

（三）维持医保基金的可持续性

1.确保收支平衡

医保支付通过管理和控制医疗费用，确保医保基金收支平衡。合理确定参保人员缴费水平和自付比例，调节基金收入和支出平衡，防止基金过度透支或闲置，保障医保基金稳定运行，避免基金短缺和不可持续的情况。

2.控制医疗费用增长

医保支付统一管理和控制医疗费用，有助于控制医疗费用增长。医疗费用快速增长会给医保基金带来巨大压力，影响基金可持续性。通过限制报销范围、制定药品和医疗服务价格标准等措施，控制医疗费用增长速度，维持基金稳定性和可持续性。

3.提高基金使用效率

医保支付通过管理和审核医疗费用，提高基金使用效率。合理控制医疗项目、药品和检查等费用，防止医疗资源浪费和滥用，确保基金用于真正需要的医疗服务，提高基金使用效率，减少资金浪费。

4.强化基金监管

医保支付实施须强化对医保基金的监管，防止基金滥用、挪用或浪费。建立健全基金管理体系，加强对基金收支、使用和结余情况的监督和审计，及时发现和解决问题，保障基金安全和稳定。

5.深化制度改革

医保支付促进医保制度深化改革，以实现基金可持续性。通过调整参保人员缴费标准和自付比例，完善基金筹资机制，推行按病种付费、按人头付费等新支付方式，逐步提高基金筹资能力和运行效率，增强基金可持续性。

二、医保支付的方式和模式

医保支付的方式和模式在不同国家和地区存在差异，常见形式如下。

（一）费用按比例分担

费用按比例分担是常见的医疗费用支付方式，适用于各类社会医疗保险制度。参保人员按规定比例支付部分医疗费用，剩余部分由医保基金承担。

这种费用分担方式有助于实现公平公正的医疗保障，合理调节医疗资源的利用和分配。它使参保人员在医疗费用支付上承担一定责任，通过个人支付一部分费用，增强参保人员对医疗资源的合理使用意识，避免滥用医疗资源和过度消费。同时，促进医疗服务提供者提高服务质量，满足参保人员更高的期望和要求。此外，费用按比例分担能减轻医保基金负担，有效控制医保基金支出压力，保障医保基金可持续性发展，确保医保基金的稳定性和长期可用性。而且，根据参保人员个人支付能力和医疗需求不同，合理设置费用分担比例，可实现医疗费用公平分配，避免富人过度享受医疗资源而贫困人口得不到必要医疗保障的情况，提高医疗服务的公平性和可及性，保障全体参保人员享有相对均衡的医疗待遇。

（二）医保基金定额支付

定额支付主要适用于一些发展中国家的基本医疗保险制度。医保基金按事先确定的费用标准向医疗机构支付医疗费用，参保人员只需支付个人部分费用。

定额支付确保参保人员享受一定程度的医疗保障，参保人员可通过事先确定的费用标准，清楚了解自己须支付的医疗费用，避免因费用不明确造成经济负担，这对低收入群体尤为重要，能有效保障他们获得基本医疗服务。同时，定额支付减轻参保人员经济压力，相比按比例支付，更易让参保人员预估和承担医疗费用，防止因医疗费用过高导致的经济困难，保障其基本生活需求。此外，定额支付有助于控制医疗费用增长，避免医疗机构过度消费或滥用医疗服务，促进医疗资源合理配置和医疗费用可持续发展。

（三）参保人员全额支付后报销

全额支付后报销主要适用于医疗费用较低的地区或特定项目的报销。参保人员先自行支付全部医疗费用，再向医保基金申请报销，符合条件的费用将返还给参保人员。

全额支付后报销可降低医保基金管理成本，因医疗费用较低，采用这种方式可减少医保基金在实时支付环节的操作和成本，提高基金使用效率。参保人员也能更方便地自行支付医疗费用，无须烦琐程序，提高就医效率。同时，这种方式激励参保人员理性消费医疗资源，对于轻微疾病或非紧急情况，参保人员会更谨慎选择就医方式和医疗服务，避免滥用医疗资源和过度消费，提高整体医疗资源利用效率。此外，这种方式减轻医保基金压力，先由参保人员自行承担医疗费用，医保基金只需对符合条件的费用报销，减少基金支出压力，保障基金可持续发展，对医保基金的稳定性和长期可用性至关重要。

（四）约定服务支付

约定服务支付适用于一些医保制度。参保人员可选择约定服务医疗机构，医保基金与医疗机构签订协议，按约定的服务项目和费用进行医疗费用支付。

约定服务支付可提供更好的医疗服务质量，通过与医疗机构签订协议，医保基金可对医疗机构的服务项目、服务质量、费用等进行规范和监督，提高医疗服务的质量和安全性，确保参保人员获得可靠的医疗保障。同时，约定服务支付减轻参保人员经济压力，参保人员可享受一定程度的费用减免或优惠，降低自付费用，这对低收入人群尤为重要，减轻其经济负担，保障其获得基本医疗服务。此外，约定服务支付促进医疗资源合理配置和利用，医保基金可根据参保人员需求和地区医疗资源分布情况，合理选择约定服务医疗机构，避免医疗资源浪费和不均衡分配，提高医疗资源有效利用效率，提供更好的医疗服务。

三、医保费用管理的重点和措施

为确保医保支付的有效性和可持续性，须进行医保费用管理，主要管理重点和措施如下。

（一）医保定点管理

通过对医疗机构进行认可、合同管理和绩效评价等措施，控制参保人员就医选择范围，确保医疗服务质量和费用合理性。

医保定点管理须选择合格医疗机构作为医保定点机构。对医疗机构的资质、设备、技术水平以及医务人员专业能力进行评估和认证，只有符合一定条件和标准的医疗机构才能成为医保定点机构，参保人员可在一定选择范围内就医。

对医保定点机构进行监管是关键，相关部门须加强日常巡查和定期评估，确保医疗机构严格按规定提供医疗服务。建立医疗服务项目清单，明确医保定点机构提供的医疗服务内容和费用标准，避免过度医疗和乱收费现象发生。

医保定点管理还须加强对医疗机构的绩效评价，建立科学的评价指标和评估体系，对医疗机构的服务质量、医疗技术水平、医患关系等方面进行评估，为参保人员选择医疗机构提供参考依据。

（二）药品和医疗服务价格管理

政府通过对药品和医疗服务价格的监管和调控，控制医疗费用增长，提高费用使用效率和合理性。

在药品价格管理方面，政府可采取多种措施控制药品价格合理性。制定药品价格参考标准，明确不同药品价格范围并定期调整；推行集中采购和谈判，通过大规模采购降低药品采购成本，减轻患者和医保基金负担；严格控制药品价格涨幅，避免价格过度上涨。

在医疗服务价格管理方面，政府建立医疗服务项目清单，明确各项医疗服务价格标准，防止医疗机构乱收费和价格欺诈现象发生。

在药品和医疗服务价格管理中，透明度很重要。政府要求医疗机构公示价格信息，使患者和参保人员清楚了解医疗服务收费标准，有权进行监督和投诉。加强对医疗机构的价格执法和处罚力度，严厉打击价格欺诈和不合理涨价行为，维护医疗服务市场秩序和公正性。

此外，加强对药品和医疗服务价格的市场竞争监测和评估，通过对市场价格的监测和比较分析，及时发现价格异常波动和垄断行为，为政府制定相应政策措施提供依据。

（三）医保支付方式的优化

医保支付方式的优化是根据实际情况和需求，不断改进支付方式，提高支付效率和准确性，更好地满足参保人员医疗需求。

医保支付方式的优化包括推行按病种付费或按人头付费等新支付模式。传统的按项目付费方式存在费用不透明、费用过高和医疗资源浪费等问题，而按病种付费或按人头付费模式能更精确定价，促使医疗机构提供更有效和经济的医疗服务，避免不必要费用支出，提高费用使用效率和合理性。

优化医保支付方式须加强信息化建设，建立医保支付平台和电子结算系统，实现医疗机构、药店和参保人员之间的数据共享和流转，大大简化结算流程，提高支付效率和准确性，减少错误和欺诈行为发生。信息化建设还能实现实时监控和控制，及时发现异常情况并采取相应措施。

在医保支付方式的优化中，还应加强对医疗机构的监管和审计，确保医保资金使用合理性和安全性。

（四）医保基金监管

医保基金监管旨在加强对医保基金的监督和管理，防止基金滥用、挪用或浪费，确保医保基金安全和稳定。

医保基金监管须建立健全管理体系和制度，相关部门加强对医保基金的规划、预算、审计等方面管理工作，确保基金使用合理性和效率。建立医保基金风险防范机制，加强内部控制和外部监督，防止医保基金流失和损失。

医保基金监管须加强对医疗机构的审核和监督，政府部门通过建立医保基金支付平台，实现医疗机构和医保部门之间的数据共享和流转，对医疗机构费用使用情况进行实时监控和控制。对存在问题的医疗机构，及时采取相应措施，包括停止资金支付、追回已支付费用等，保障基金安全和稳定。

医保基金监管须加强对医疗服务的审核和审计，政府部门定期对医疗服务进行审计，发现问题及时追查责任，防止虚假报销和滥用医疗资源行为。加强对医疗服务价格的监管和调控，避免价格虚高和不合理涨价。

（五）医保信息系统建设

医保信息系统建设是医保费用管理的关键环节之一，通过建立健全信息系统，提高数据管理和利用效率，为医保支付和费用管理提供支持和依据。

医保信息系统须包括参保人员信息管理模块，用于记录和管理参保人员基本信息、缴费情况、就医记录等相关数据。准确、及时录入和更新参保人员信息，能更好掌握其医疗需求和使用情况，为医保支付和费用管理提供可靠数据支持。

医保信息系统须包括医疗机构信息管理模块，用于记录和管理医疗机构基本信息、资质认证、定点情况等数据。完善和维护医疗机构信息，可实现对医疗机构的合规性监管和有效资源配置，确保医保资金正确使用和费用合理支出。

医保信息系统须有医疗服务项目管理模块，用于制定医疗服务项目清单，明确各项服务价格标准和支付方式。建立科学、规范的医疗服务项目管理体系，可避免医疗机构乱收费和价格欺诈现象，为医保支付提供准确、公正的依据。

医保信息系统须包括支付管理模块，用于实现医保费用结算和支付工作。与医疗机构、药店等机构对接，实现费用在线结算和支付，提高支付效率和准确性，防止虚假报销和资金滥用行为发生。

第三节　医院收入优化和增长策略

医院作为提供医疗服务的机构，其收入主要来源于诊疗费用及其他医疗服务收费。随着医疗市场竞争日益激烈，以及政府对医疗费用的管控，医院需要制定有效的收入优化与增长策略，以实现可持续发展并提供高质量医疗服务。

一、提高医疗服务质量

医院的服务质量是吸引患者的关键因素之一。通过提供高质量医疗服务，医院能够树立良好声誉，吸引更多患者。为提高服务质量，医院可采取以下措施。

（一）培训医务人员

加强医生、护士及其他医务人员的培训，对提高医院服务质量至关重要。通过培训，他们能够不断提升专业技能与服务意识，从而提供更优质的医疗服务。

对于医生而言，持续的专业培训不可或缺。医学领域知识和技术日新月异，医生需要不断学习最新的医学科学知识与临床实践技术，以确保自身具备先进的医疗知识与技能。医院可组织内部培训课程，或邀请外部专家开展培训，形式包括讲座、研讨会和实地考察等，助力医生更新知识、提高技能。

护士在医院中扮演着关键角色，是与患者接触最为频繁的人员。因此，护士培训同样重要。培训内容可涵盖护理技术、沟通技巧、急救措施等知识与技能。同时，加强护士的团队合作与协调能力，以提升其服务态度和责任心。

除医生和护士外，其他医务人员也应接受相应培训。例如，药剂师可学习药品知识、临床用药指导和药物安全管理等内容；医技人员可通过培训掌握最新医疗技术和设备操作方法，提高检验和影像科室的工作效率与准确性。

（二）改善医疗设施

提供先进的医疗设备和舒适的环境，既能确保患者获得最佳医疗体验，又能提升医院整体形象。

医院应积极引进和更新先进医疗设备。随着医疗技术的不断发展，新一代医疗设备能够更准确、快速地进行诊断和治疗。例如，高分辨率影像设备可提供更清晰的图像，辅助医生做出更准确诊断；微创手术设备能进行更精细的手术操作，减轻患者痛苦，缩短恢复时间。医院可与供应商合作，定期更新设备，并保障设备正常运行和维护，以提供高质量医疗服务。

医院还应重视改善医疗环境和设施。舒适、整洁、有序的医疗环境能让患者感到安心和放松，提升就医体验。医院可通过以下措施改善医疗环境：在等候区域配备舒适座椅、阅读材料、儿童游戏区等，让患者和陪同者感到轻松愉悦；为患者提供独立诊疗室或病房，保护患者隐私和个人信息安全；定期进行清洁和消毒，保持医院整洁卫生，降低交叉感染风险；提供便利设施，如无线网络、充电设备、自助服务终端等，方便患者在就医过程中使用手机、平板电脑等设备。

医院还可通过科学的医疗管理优化医疗服务质量。例如，建立科学高效的预约系统，减少患者等待时间；优化医疗流程，提高工作效率和准确性；加强医患沟通，关注患者需求和反馈。

（三）借鉴国际标准

借鉴国际标准，有助于医院提升整体服务水平，实现与国际接轨。

医院可学习和借鉴国际先进医疗服务标准。各个国家和地区都有其医疗服务标准，这些标准是在实践中总结积累的经验，具有较高可靠性和科学性。医院可通过研究国际标准，如国际组织发布的医疗服务质量指南、国际医疗认证机构的要求等，了解先进服务理念和规范，并应用于医院实际运营。

医院可引进国际先进医疗管理经验。医疗管理是保障医疗服务质量的重要环节，引进国际先进医疗管理经验，能够提升医院管理水平和效率。例如，医院可学习美国的全面质量管理（TQM）、日本的精益生产（Lean Production）等国际成功医疗管理模式，借鉴其在质量管理、流程优化、团队合作等方面的经验和方法。

在引进国际标准和管理经验时，医院须结合自身实际情况进行针对性改进和调整。由于不同国家和地区医疗体系和文化背景存在差异，不能照搬国际标准和经验。医院可通过与国际机构或专家交流合作，定期组织学习和培训活动，促进知识和经验传播，并结合本地实际情况进行创新改进。

医院还可通过参与国际学术交流和合作项目提升整体服务水平。例如，参加国际医学会议、组织国际学术研讨会，与国际同行开展学术交流和合作研究，汲取先进医学知识和技术，与国际领先医疗机构建立合作关系，推动医院发展和创新。

二、拓展医疗服务项目

除传统诊疗服务外，医院可考虑拓展其他医疗服务项目以增加收入。以下是一些可行的医疗服务项目。

（一）高端医疗服务

拓展医疗服务项目是增加医院收入的有效策略，开设高端专科门诊不失为一个值得考虑的选择。通过提供更精细、个性化的医疗服务，进一步提升医院声誉和竞争力。

医院可依据市场需求和患者需求，开设高端专科门诊。这些专科门诊可涵盖心脏病、癌症、整形外科等不同领域。通过聘请经验丰富、专业知识扎实的医生，组建专家团队，提供高水平医疗服务。这些专科门诊可提供先进诊断技术、最新治疗方法以及个性化治疗方案，满足患者对医疗质量和服务的追求。

医院应注重高端专科门诊的服务体验。患者在就医过程中通常对服务舒适性和便利性要求较高。因此，医院可提供私密就诊环境，为患者提供优质服务，包括预约挂号、专属诊室、个性化医疗方案等。同时，配备高端医疗设施和设备，如舒适病房、先进手术室等，为患者打造优质就医体验。

除传统医疗服务外，高端专科门诊还可提供其他增值服务。例如，提供私人护理服务，为患者提供 24 小时护理照顾；提供营养咨询和康复指导，助力患者全面恢复健康；提供心理支持和辅导，帮助患者应对疾病带来的心理压力。

高端专科门诊还可与其他相关机构建立合作关系，开展综合性医疗服务。例如，与高级酒店合作，为患者提供住宿和用餐服务；与旅行社合作，为患者提供医疗旅游服务。如此一来，不仅能满足患者医疗需求，还能提供更便捷、综合的服务。

（二）医疗美容服务

开设整形美容科，提供整形手术和美容治疗等服务，既能满足患者对美容的追求，又能增加医院收入。

医院可聘请经验丰富、专业知识过硬的整形外科医生和美容师，组建专业团队，提供高质量整形手术和美容治疗。服务内容可包括面部轮廓调整、隆鼻、双眼皮手术、吸脂塑形、除皱和抗衰老治疗等。运用先进技术和设备，医院可为患者提供安全、精确、个性化的美容服务。

医院应重视整形美容科的服务体验。整形美容手术和治疗对患者来说通常是一项重要决定，他们更关注服务质量和效果。因此，医院可提供详细咨询和评估，帮助患者充分了解手术和治疗的风险与效果。同时，营造私密就诊环境，为患者提供舒适、安心的手术和治疗体验。

除整形美容手术外，医院还可提供非手术美容治疗。例如，注射美容、微针美容、激光美容等，这些治疗方法相对简便、无创，能满足部分患者的美容需求。医院还可提供专业护肤咨询和产品销售，帮助患者改善皮肤状态，保持美丽。

（三）健康体检服务

提供全面的健康体检项目，包括身体检查、实验室检验和个性化健康咨询与指导，可吸引企业和个人客户，进一步增加医院收入。

医院可设计并推出多样化健康体检项目。这些项目可根据不同人群需求和健康状况进行设计，涵盖常规体检、高风险人群体检、特定疾病筛查等。综合运用各种医疗技术和设备，医院可进行全面身体检查，如血压测量、血液检验、心电图、超声检查等，以评估患者健康状况。

医院可提供个性化健康咨询与指导。通过对体检结果的分析和解读，为患者提供个性化健康建议和预防建议，帮助他们改善生活方式、管理慢性疾病，提高整体健康水平。医院可配备专业健康管理师或营养师，为患者提供针对性健康咨询和指导，内容包括饮食建议、运动计划、心理健康支持等。

医院可与企业合作，提供企业健康体检服务。随着企业对员工健康管理的重视程度不断提高，越来越多企业愿意为员工提供健康体检服务。医院可根据企业需求，设计符合员工健康管理要求的体检项目，并提供个性化报告和咨询服务。这不仅能吸引企业客户，还能为医院带来稳定收入来源。

三、发展互联网医疗服务

随着互联网的发展，互联网医疗服务成为医院收入优化和增长的新方向。以下是一些可供考虑的互联网医疗服务项目。

（一）远程诊疗服务

远程诊疗服务极具潜力，通过视频会诊等远程医疗技术，为患者提供线上诊疗服务，解决就医难题，扩大医院患者群体。

医院可搭建远程诊疗平台，为患者提供在线预约、视频会诊和医学咨询等服务。借助这一平台，患者可在家中或其他任何地方与医生进行远程会诊，避免长时间等待和就医不便。远程诊疗可覆盖初诊、复诊、慢性病管理、健康咨询等多个领域，满足不同患者需求。

医院可利用远程诊疗技术提供专业远程医学咨询。患者通过与专科医生在线交流，获取专业诊断和治疗建议，解答疑问并得到指导。这对于无法亲自前往医院的患者，或需要及时咨询的患者而言，是一种便捷高效的服务。

除诊疗服务外，远程医疗还可提供其他增值服务。例如，医院可开设远程健康管理服务，借助远程监测设备及 App 等手段，为患者提供实时生理数据监测、健康指导和预防建议。这有助于提高患者健康意识水平，有效管理慢性疾病。

在开展远程诊疗服务时，医院须重视技术支持和安全保障。可与专业互联网医疗平台合作，利用其先进技术和资源支撑远程诊疗服务。同时，加强数据保护和隐私保密措施，确保患者个人信息安全。

医院可积极宣传推广远程诊疗服务。通过建立官方网站、社交媒体平台等进行线上宣传，扩大知名度，吸引更多患者关注和使用远程诊疗服务。此外，医院可与保险公司合作，推出远程诊疗保险服务，提高患者接受度和使用率。

（二）在线药店

在线药店提供方便快捷的药品购买服务，既能增加药品销售收入，又能为患者提供更便利的药品供应渠道。

医院可建立并运营自己的在线药店平台。该平台可与医院官方网站或移动应用程序相结合，提供用户友好界面和良好购物体验。患者可通过在线药店浏览药品目录、查询药品信息、下单购买，体验线上购药的便捷。

医院可提供全面的药品品类和多样化的药品选择。通过与药品供应商建立合作关系，确保在线药店拥有丰富的药品库存，涵盖处方药、非处方药、中药、保健品等各类药品。同时，提供个性化药品推荐和咨询服务，根据患者需求和病情，给出恰当药品建议。

在开设在线药店时，医院须遵守相关法规和规定，确保药品质量和安全。可与具有药品零售资质和合法经营授权的供应商合作，保证药品正规渠道采购和销售。此外，建立药品仓储和配送体系，确保药品储存条件适宜，及时发货。

除药品销售服务外，在线药店还可为患者提供其他增值服务。例如，开设在线健康咨询平台，为患者提供药品使用指导、副作用解答等专业咨询服务；开展线上健康教育活动，普及药品知识和健康管理指导，增强患者对医院的信任。

四、加强市场推广和宣传

市场推广和宣传对医院收入优化和增长至关重要。以下是一些建议。

（一）建立专业的市场推广团队

组建专业市场推广团队是有效策略。通过招聘专业市场人员，制定有效的市场推广策略，医院能够提升品牌形象，吸引更多患者和客户。

医院可招聘专业市场人员，包括市场营销经理、市场策划专员等。这些人员应具备良好市场分析能力、推广经验和沟通技巧，能够根据医院特点和目标群体，制订相应市场推广计划。他们负责研究市场需求、竞争对手情况，制定有针对性的市场推广策略，并监测和评估推广效果。

医院须制定有效的市场推广策略。这包括确定目标市场、明确推广目标、选择合适推广渠道等。例如，医院可通过电视、广播、报纸、网络媒体等传统媒体进行广告投放；利用社交媒体平台、搜索引擎优化、内容营销等网络推广方式，提高品牌知名度和曝光率。此外，与社区、学校、企业等合作，开展健康讲座、义诊活动等，增加与患者的互动和接触。

在市场推广过程中，医院还应注重品牌形象建设。制定统一的品牌标识、口号和宣传语，通过设计优秀的宣传材料和视觉形象，塑造专业、可靠、温馨的品牌形象。同时，重视口碑管理，及时回应患者反馈和评价，提供高质量服务，树立良好口碑和信誉。

除上述措施外，医院可利用数据分析和市场调研指导市场推广工作。通过收集和分析患者需求和偏好，了解竞争对手优势和劣势，调整推广策略，提供更符合市场需求的服务，并不断改进和创新。

（二）加强线上宣传

加强线上宣传是吸引患者关注和就诊的重要策略。通过建设医院官方网站、社交媒体平台等进行线上宣传，能够提升医院知名度、拓展患者群体，增加预约挂号量。

医院可建设专业、易用的官方网站。官方网站是医院对外展示的重要窗口，应提供清晰的导航结构、优质的内容和友好的用户体验。网站上可发布相关新闻、医疗动态、专家介绍、科室信息等，同时提供在线预约挂号、健康咨询等服务。患者通过网站可了解医院特色和优势，获取所需信息，并便捷地预约挂号。

医院可利用社交媒体平台进行线上宣传。微信公众号、微博、知乎等社交媒体平台拥有庞大用户群体，是传播信息和互动交流的重要渠道。医院可建立并运营官方社交媒体账号，定期发布有价值的内容，如健康知识、医疗科普、专家讲座等，吸引患者关注和参与。还可通过社交媒体平台开展在线问答、健康咨询等互动活动，增强与患者的互动和黏性。

除自身宣传外，医院还可与其他相关渠道合作，扩大线上宣传覆盖面。例如，与知名健康网站、在线医疗平台等合作，通过广告投放或合作推广，增加医院曝光率和知名度。此外，分享医疗案例、成功治愈案例，可展示医院专业水平和治疗效果。

第七章　医院资金管理

第一节　医院现金流量管理

现金流量管理是指医院对现金的收入和支出进行有效的管理与控制，以此确保医院资金状况稳定，维持运营的持续性。医院作为特殊的组织实体，财务运作复杂，资金流动庞大，因此，合理的现金流量管理对医院而言至关重要。

一、现金流量管理的重要性

医院现金流量管理的重要性主要体现在以下几个方面。

（一）资金安全

医院日常运营依赖大量资金支持，良好的现金流量管理对保障资金安全意义重大。

1.防止资金挪用和浪费

通过构建有效的现金流量管理系统，医院能够实时监控资金的流入与流出情况，防止资金被挪用或浪费。严格的审批流程与内部控制措施，可减少人为因素导致的资金非法使用，提升资金安全性。

2.避免资金损失和风险

合理的现金流量管理有助于医院预测和规划资金需求，及时调整资金结构，降低资金风险。通过控制现金流量，医院能够避免过度投资、资金短缺或长期滞留等问题，保障资金的价值与安全。

3.维护信誉和声誉

医院的资金安全与信誉、声誉紧密相连。若医院无法妥善管理现金流量，引发资金问题或经济困难，将会影响其声誉和信誉，进而对患者和合作伙伴的信任产生负面影响。

4.保障正常运营和发展

良好的现金流量管理确保医院能够按时支付员工工资、供应商费用及其他日常开支，维持正常运营。同时，合理规划现金流量还能为医院提供更多投资机会，推动医院发展壮大。

（二）经营持续性

医院作为长期运营的机构，必须保持良好的现金流管理，以保障经营的持续性。合理的现金流管理对医院至关重要，它能帮助医院预测并解决资金缺口，保障日常运营正常进行，避免因资金短缺引发的经营风险。

现金流量管理是医院对资金收入和支出进行有效管理与控制的过程。通过合理规划和管理现金流量，医院能够更好地应对各类财务挑战，维护经营的稳定、推动可持续发展。

医院需要准确预测现金流量。这包括全面分析医院的收入来源，如门诊收费、住院费用、手术费用等，同时考虑医保报销、自费比例等因素。借助精确的数据和统计分析，医院可得出较为准确的现金流量预测，为未来资金安排提供依据。

医院需要合理规划资金使用。在确保满足日常运营需求的基础上，医院还应根据实际情况合理安排资金用途，涵盖设备更新、技术改进、人员培训等方面。通过科学的资金规划，医院能够提高工作效率，提升服务质量，为经营持续性奠定坚实基础。

医院还应密切关注现金流量的动态变化，及时采取措施进行调整。当现金流量出现偏差时，医院须根据具体情况采取相应应对措施，如增加收入渠道、优化费用结构、筹措短期资金等。通过灵活的现金流管理，医院能够更好地应对市场波动和经营风险，维护经营的连续性和稳定性。

（三）决策支持

现金流量管理在医院决策过程中发挥着关键作用。通过准确掌握和分析现金流入流出情况，能够为医院的各项决策提供可靠的数据支持，包括投资决策、财务规划、成本控制等方面的决策，从而提高医院的经营效益。

现金流量管理能为医院投资决策提供重要参考。医院须根据自身发展需求和市场环境进行投资，如新设备采购、技术改进推行、新科室建设等。通过分析现金流量，医院可评估投资项目的盈利能力和回报周期，以便做出明智的投资决策，规避不必要的风险。

现金流量管理对医院财务规划至关重要。医院须合理规划资金的使用与配置，包括日常运营费用、人员薪酬、设备维护等方面。通过分析现金流入流出情况，医院能够确定资金的合理分配比例，确保资金充分利用，合理控制各项支出，实现财务目标。

现金流量管理还能助力医院进行成本控制和效益评估。通过对现金流入流出情况的监控与分析，医院能够及时发现成本过高或效益不佳的项目，并采取相应调整措施。同时，医院还可依据现金流量情况对各项业务进行绩效评估，为未来决策提供重要依据。

二、现金流量管理的方法

医院现金流量管理应采取以下方法。

（一）预测与规划

医院应依据历史数据和未来发展趋势，进行现金流量的预测与规划。合理预测能够帮助医院及时了解并应对可能出现的资金缺口或过剩情况，进而做出相应调整和决策。

医院需要收集和分析历史数据，包括过去几年的现金流量表等财务报表以及相关经营指标。通过对这些数据的整理与分析，可了解医院过去的现金流入流出情况，找出其中的规律和趋势。

医院须考虑未来的发展趋势和市场环境变化。这涵盖行业竞争状况、政策法规调整、人口结构变化等因素。通过对这些因素的分析与评估，医院能够预测未来的潜在需求和市场机会。

在预测的基础上，医院可制订相应的规划方案。这包括制订年度财务预算和现金流量计划，明确每个月或每个季度的预期收入和支出，并设定相应的目标和指标。

同时，医院还须灵活应对可能出现的资金缺口或过剩情况。当预测结果显示可能出现资金缺口时，医院可采取一些措施增加收入或降低支出，如提高诊疗费用、优化资源配置、推进医保报销等。而当预测结果显示可能出现资金过剩时，医院可考虑进行投资或扩大业务范围，以实现更高的资金利用效率。

（二）控制与监督

医院应建立完善的内部控制体系，确保现金流入流出的准确性和合规性。同时，对现金流量进行监督和检查必不可少，以便能够及时发现并纠正问题，防范资金滞留、挪用等风险的发生。

医院需要建立健全的内部控制制度。这包括明确财务管理的职责和权限，建立合理的审批程序和流程，确保现金流入流出的记录和处理符合相关法规和规定。同时，医院还须加强内部审计，对现金流量的整个过程进行跟踪和监督，确保各项操作的合规性和准确性。

医院需要加强对现金流量的监督和检查。这可通过建立有效的内部控制机制和信息系统来实现。例如，医院可采用现代化的财务管理软件，对现金流入流出情况进行实时监控和分析。医院还可设立专门的财务部门或岗位，负责现金流量的日常管理和监督，并定期向管理层报告相关情况。

医院还须加强对现金流量的风险评估和防范。通过对现金流量中可能存在的风险进行识别和评估，医院可采取相应措施进行防范和控制。例如，医院可建立预算管理制度，设定合理的费用控制目标,防止资金的滥用和浪费。医院还应加强对内部人员的培训和监督,加强员工对现金流量管理的意识和责任感。

（三）多元化资金筹措

医院应根据实际情况,采取多种方式筹措资金,包括贷款、募资、政府补助等。多元化的资金筹措方式能够降低医院对单一渠道的依赖,增加资金来源的灵活性和稳定性。

医院可考虑以贷款作为常见的资金筹措方式。医院可与银行或其他金融机构合作,申请贷款满足资金需求。在申请贷款时,医院须充分评估自身还款能力和风险承受能力,并选择合适的贷款类型和利率。通过贷款,医院可快速获取所需资金,并根据自身经营状况制订还款计划。

医院可考虑以募资作为资金筹措方式之一。募资可包括向股东增发股份、发行债券、吸引投资者等形式。通过募资,医院能够吸引更多外部资金投入,扩大资本规模,提高资金的可用性和灵活性。同时,医院须根据市场需求和投资者偏好,制定合理的募资方案,并遵守相关法规和规定。

医院还可积极争取政府补助和项目资助。政府在医疗卫生领域通常会提供一定的经费支持,用于医院设备更新、技术改进、科研项目等方面。医院可积极与政府部门沟通合作,申请相应的补助和资助项目,以减轻财务压力,推动医院发展。

三、现金流量管理面临的挑战与应对措施

医院现金流量管理面临着一些挑战,主要包括以下几个方面。

（一）资金周转周期长

医院作为特殊行业,因其复杂的运营模式和特殊的供应链管理,往往面临资金周转周期较长的问题,这给现金流量管理带来一定挑战。为解决这个问题,医院可采取一系列措施,包括加强与供应商的合作、优化库存管理等,从而缩短资金周转周期,提高现金流量的速度和效率。

医院可通过加强与供应商的合作来缩短资金周转周期。与供应商建立稳固的合作关系,能够促进双方的协作和沟通,减少采购环节的时间和成本。医院可与供应商签订长期合同或框架协议,确保供应的稳定性和可靠性,并提前与供应商沟通交流,及时了解产品供应情况和价格变动,以便做出相应的预测和调整。

医院可优化库存管理,降低资金占用率。医院须根据实际需求和销售预测,制定合理的库存控制策略。通过精确的需求预测和库存管理,医院能够避免过多的库存积压和

资金占用。医院还可与供应商建立快速供应机制，确保在需要时能够及时获取所需物资，减少库存风险和资金占用。

医院还可优化财务流程和支付方式，加快现金流的周转速度。医院可引入电子支付系统或其他便捷的支付方式，简化财务流程，缩短账期和回款周期。

（二）政策调整不确定

医疗行业的政策调整有时存在不确定性，医院在现金流量管理过程中需要及时了解并应对政策变化带来的影响。为此，医院可建立专门的政策研究和监测机构，以便能够及时跟踪和分析政策动态，并制定相应的应对策略。

医院可成立政策研究小组或专门的政策研究机构。这个团队可由医院的管理层、财务部门、法务部门等相关人员组成，负责跟踪和研究与医疗行业相关的政策法规，包括国家层面、地方层面以及行业协会颁布的政策文件等。通过深入研究和分析，医院能够及时了解政策的内容和影响，为制定应对策略提供依据。

医院需要建立一个完善的政策监测和信息收集系统。这可包括订阅政府颁布的政策文件、关注行业咨询机构和专业媒体的报道，甚至与政府部门和行业协会建立紧密的合作关系，以便获取第一手的政策信息。通过及时收集和整理政策信息，医院能够更好地了解政策的走向和变化，从而做出相应的决策和调整。

医院需要建立灵活的应对策略和机制。由于政策调整的不确定性，医院需要具备灵活性和适应性，能够及时调整经营策略和财务规划。医院可制定预案和方案，针对不同的政策情况进行分析和应对。例如，如果政策调整导致医保支付标准下降，医院可考虑优化费用结构、提高自费比例等措施来平衡资金流入；如果政策鼓励技术创新，医院可加大科研投入，争取相关补贴和资金支持。

医院还应加强与政府部门和行业协会的沟通和合作。与政府部门和行业协会保持良好的关系，能够使医院更早地了解到政策动态和意图，并在政策制定过程中发表意见和建议。医院还可参与相关的政策研讨会和行业论坛，与其他医院和专家共同探讨政策调整对医院经营的影响，互相学习和分享经验。

（三）绩效考核与激励机制

医院的现金流量管理需要全员参与和配合，而绩效考核与激励机制对员工的积极性和主动性起到重要作用。为此，医院可通过建立合理的绩效考核体系，将现金流量管理纳入考核指标，并设置相应的激励措施，以激发员工对现金流量管理的积极性和创造性。

医院可制定明确的绩效考核指标。这些指标应与现金流量管理密切相关，包括资金回收周期、应收账款周转率、日常费用控制等方面。通过设定具体的指标，医院能够量化员工在现金流量管理中的贡献和表现，并进行公平和客观地评估。

医院需要建立科学公正的绩效考核体系。这包括明确考核标准和权重，设定考核周期和频率，确保考核过程的透明和公正。医院可采用绩效评估、360度评估等方式，多角度地评估员工在现金流量管理方面的表现，全面了解员工的工作情况和能力水平。

同时，医院还可设置相应的激励措施，奖励在现金流量管理方面表现突出的员工。这可包括经济奖励、晋升机会、培训机会等形式。通过激励措施，医院能够提高员工对现金流量管理的重视程度和积极性，激发员工的创造力和主动性。

医院还可加强员工培训和知识普及，增强员工对现金流量管理的理解。医院可组织内部培训或邀请专业人士进行培训，使员工了解现金流量管理的重要性、方法和技巧，并与员工分享成功案例和经验。

第二节　医院投资和融资策略

随着医疗服务需求的持续增长以及医疗技术的不断进步，医院作为提供医疗服务的关键机构，在保证医疗质量的基础上，也须不断开展投资与融资活动，以契合医院发展的需求。

一、医院投资策略

医院投资策略旨在通过合理配置资金，达成长期稳定的回报。以下两个是常见的医院资金投资策略。

（一）医疗设备投资策略

1.精准选型与需求匹配

医院在进行医疗设备投资时，须依据自身的科室发展规划、临床需求以及患者流量预测，精准选择设备类型与型号。例如，对于一家心血管病专科医院，其应重点投资如血管造影机、体外循环机等与心血管疾病诊断和治疗密切相关的设备。同时，医院要充分考量设备的技术先进性、稳定性以及性价比。不能盲目追求高端设备，而忽视实际需求和成本效益。

2.全生命周期成本管理

医疗设备投资不能仅关注采购成本，还须考虑设备的安装调试、维护保养、升级改造以及报废处理等全生命周期的成本。医院可与设备供应商签订长期的维护保养合同，确保设备的稳定运行，降低后期维修成本。对于技术更新较快的设备，要合理规划设备的更新周期，避免因设备过早老化或技术过时，影响医院的医疗服务质量和竞争力。

3.设备共享与租赁模式探索

为提高设备的使用效率，降低投资成本，医院可积极探索设备共享与租赁模式。在区域医疗协同发展的背景下，多家医院可联合购置一些大型、昂贵且使用频率相对较低的设备，如高端核磁共振设备等，通过建立设备共享平台，实现设备的共享使用。此外，对于一些临时性或阶段性的设备需求，医院可采用租赁的方式满足。

（二）基础设施建设投资策略

1.科学规划与合理布局

医院基础设施建设投资须从长远发展的角度出发，进行科学规划与合理布局。要结合医院的功能定位、未来发展规模以及周边医疗资源分布情况，确定基础设施建设的规模、类型和选址。例如，在新建住院楼时，要充分考虑病房的数量、布局、配套设施等，以满足患者的就医需求和提高医护人员的工作效率。同时，要注重医院整体环境的营造，打造舒适、便捷的就医环境。

2.分期建设与滚动发展

鉴于基础设施建设投资规模大、周期长的特点，医院可采用分期建设与滚动发展的策略。根据医院的资金状况和发展需求，将基础设施建设项目分为若干期实施。在前期建设的基础上，根据医院的运营情况和发展变化，对后续建设项目进行调整和优化。这样既能缓解医院的资金压力，又能确保建设项目与医院的发展相适应。例如，某医院在进行院区扩建时，分三期进行建设。第一期先建设了急需的门诊大楼，投入使用后，根据患者流量和运营效益情况，对第二期住院楼的建设规模和功能进行了调整，第三期再进行配套设施的建设，实现了医院的滚动发展。

3.引入社会资本合作

为开发基础设施建设的资金来源，医院可积极引入社会资本进行合作。通过公私合营（PPP）等模式，与社会资本共同投资建设医院基础设施项目。在合作过程中，双方要明确各自的权利和义务，合理确定收益分配机制和风险分担机制。例如，某医院与一家房地产开发企业合作建设康复养老中心，由房地产企业负责项目的投资、建设和运营，医院提供医疗技术支持和管理服务。双方通过签订合作协议，明确了各自的职责和收益分配方式，实现了互利共赢。

二、医院融资策略

医院需要进行融资以满足资金需求。以下是一些常见的医院融资策略。

（一）银行贷款

医院在面临资金需求时，可选择银行贷款作为融资策略。银行贷款是一种常见的融资方式，能够帮助医院获取所需资金，以支持日常运营、设备购置、扩建项目等。下面深入探究银行贷款在利率优势、还款灵活性以及抵押物或担保要求方面的具体表现。

1.利率优势

银行贷款的优势之一是相对较低的利率。与发行债券或股票等其他融资方式相比，银行贷款通常利息成本较低。这使得医院能够以更经济高效的方式获取资金，减少融资成本对其财务状况的影响。

2.还款灵活性

银行贷款还能提供相对灵活的还款方式。医院可与银行协商制订合适的还款计划，根据自身经营情况和现金流状况进行还款。这有助于更好地管理负债，确保还款的可持续性。

3.抵押物或担保要求

银行贷款通常需要提供抵押物或担保。医院可以将其固定资产、土地或其他有价值的资产作为抵押物，用以担保贷款。这能够增加银行对医院的信任度，提高融资成功的概率。

（二）发行债券

医院可通过发行债券来筹集资金，债券是医院向投资者出售的债务证券。医院在发行债券时，承诺按照约定的时间和利率偿还债券的本金和利息。发行债券在大额融资、长期融资、利率优势以及提升知名度和声誉等方面有独特的作用。

1.大额融资

相对于银行贷款，发行债券通常能够获得更大额度的资金。医院可根据自身需求和市场接受程度发行不同面额的债券，以满足资金需求。

2.长期融资

发行债券能够提供较长期限的融资。医院可根据自身资金计划和项目需求选择不同期限的债券，满足长期资金需求。这种长期融资能为医院提供更稳定和可持续的资金来源。

3.利率优势

发行债券可提供相对较低的利率。由于债券是一种有固定利率的债务工具，医院可根据市场利率和信用评级水平确定债券的利率。相较于其他融资方式，如银行贷款或股票发行，债券通常利息成本较低。

4.提高知名度和声誉

发行债券还能提高医院的知名度和声誉。通过发行债券，医院能够向投资者展示其稳定的财务状况和信用评级，加强市场对医院的认可和信任。这有助于提升医院在金融市场的形象，为未来的融资活动创造更有利条件。

（三）股权融资

股权融资是医院可采用的一种融资策略，通过发行股票或引入投资者来获取资金。以下将具体分析股权融资在大规模资金筹集、风险与回报共享以及战略合作与资源共享方面的显著优势。

1.大规模资金筹集

股权融资的优势之一是能够为医院提供较大规模的资金。通过发行股票或引入投资者，医院能够吸引更多资本进入，以支持日常运营、设备购置、扩建项目等。相较于其他融资方式，股权融资具有较高的资金筹集能力，能够满足医院更大范围的资金需求。

2.风险与回报共享

股权融资可与投资者共享风险和回报。投资者购买医院发行的股票，成为医院股东，与医院共同承担经营风险和业绩波动风险。当医院取得良好业绩和回报时，投资者可从股票升值和分红中获益。这种共享风险和回报的机制能够吸引更多投资者参与，增加医院的资金来源和合作伙伴。

3.战略合作与资源共享

引入投资者后，医院可与投资者开展战略合作，分享双方的专业知识、技术和资源。这种合作能够促进医院的创新发展、技术升级和服务优化，提升医院的竞争力和市场地位。

（四）合作与合并

医院可选择与其他医疗机构进行合作或合并，以获取资金支持。这种合作或合并能够实现资源共享、规模效应和业务拓展，为医院带来多方面益处。

1.资源共享

通过与其他医疗机构合作或合并，医院能够共享各方的专业知识、技术、设备和人力资源。例如，医院可与研究机构合作开展科学研究，与医疗设备公司合作引进最新医疗设备，与大型医疗集团合作共享管理经验等。资源共享能够提升医院的综合实力和竞争力，促进协同发展。

2.规模效应

医院通过与其他医疗机构合并或合作，能够形成更大规模的组织，从而获得更大的市场份额和影响力。规模扩大后，医院能够享受到采购成本优势、人力资源优化配置以及营销和品牌推广的规模效应。这些优势有助于提升医院的经济效益和市场地位。

3.业务拓展

医院可通过与其他医疗机构合作或合并，进一步扩大业务范围和服务领域。例如，医院可与药企合作开展临床试验、新药研发和生产销售；与保险公司合作为患者提供医疗保险服务；与医疗技术公司合作推广创新的医疗技术和数字化解决方案。这种业务拓展能够为医院带来更多的收入来源和市场机会。

第三节　医院资金利用效率优化

资金作为医院运营与发展的血液，其利用效率直接关系到医院的经济效益、服务质量以及可持续发展能力。提升医院资金利用效率，意味着能够在有限的资金条件下，实现医疗资源的更优配置，提高医院的运营效益，为患者提供更优质、高效的医疗服务。

一、优化资金运营，提高资金周转速度

（一）加强应收账款管理

1.完善患者欠费管理制度

建立健全患者欠费管理机制，明确欠费催缴流程和责任。对于医保患者，加强与医保部门的沟通协调，及时结算医保费用，减少医保欠费。对于自费患者，在患者就诊前，做好费用告知和预收工作；对于已发生的欠费，通过电话、短信、上门催收等多种方式进行催缴。同时，可设立专门的欠费管理岗位，负责跟踪和管理患者欠费情况。

2.合理运用应收账款保理业务

应收账款保理是指医院将应收账款转让给银行或保理公司，提前获得资金的一种融资方式。对于一些账期较长的应收账款，医院可通过保理业务，将其转让给金融机构，从而加快资金回笼速度。在选择保理业务时，医院要综合考虑保理费用、融资额度、融资期限等因素，选择合适的保理商和保理方案。应收账款保理可以使医院提前获得资金，缓解资金压力，提高资金使用效率。

（二）优化库存管理

1.实施 ABC 分类法管理库存物资

将医院的库存物资按照价值高低、使用频率等因素分为 A、B、C 三类。A 类物资价值高、使用频率低，如大型医疗设备的关键零部件等，对这类物资医院要进行重点管理，采用定期盘点、定量采购等方式，严格控制库存数量；B 类物资价值和使用频率适中，可采用定量订货与定期订货相结合的方式进行管理；C 类物资价值低、使用频率高，如一次性耗材、办公用品等，可适当增加库存数量，简化管理流程，降低管理成本。通过 ABC 分类法，能够使医院更加科学地管理库存物资，减少库存积压，提高资金使用效率。

2.推行零库存管理模式

对于一些通用性强、供应渠道稳定的物资，医院可尝试推行零库存管理模式。与供应商建立紧密的合作关系，由供应商根据医院的实际需求，及时、准确地配送物资，医院在使用物资后再进行结算。例如，某医院与多家药品供应商达成合作协议，采用零库存管理模式，药品库存周转率大幅提高，库存资金占用减少了 30%，有效释放的资金用于其他业务发展。

（三）合理安排资金支出

1.优化采购流程，降低采购成本

建立规范的采购制度，通过集中采购、招标采购等方式，提高采购的透明度和竞争性，降低采购成本。在采购过程中，要充分调研市场价格，与供应商进行充分的谈判，争取更优惠的采购价格和付款条件。例如，某医院通过对医疗设备采购流程进行优化，采用集中招标采购的方式，与多家供应商进行竞争谈判，使设备采购价格平均降低了 15%，同时争取到了更长的付款周期，缓解了医院的资金压力。

2.优先保障关键业务和重点项目资金需求

医院在安排资金支出时，要根据自身的发展战略和业务重点，优先保障关键业务和重点项目的资金需求。例如，对于医院正在开展的重点学科建设项目、新业务新技术推广项目等，要确保资金及时足额到位，以推动这些项目的顺利实施，提升医院的核心竞争力。同时，要对资金支出进行严格审核，杜绝不合理的资金支出，确保每一笔资金都用在刀刃上。

二、借助信息化手段，提升资金管理水平

（一）构建全面的财务管理信息系统

通过财务管理信息系统，医院将财务核算、预算管理、成本控制、资金管理等各个

模块的数据整合，实现数据的集中管理和共享。这样，医院管理层可以实时获取全面、准确的财务信息，为决策提供有力支持。例如，在进行投资决策时，管理层可以通过系统快速查询到相关项目的预算执行情况、成本支出情况以及预期收益等信息，从而做出更加科学合理的决策。

将财务管理信息系统与医院的业务系统，如医院信息系统（HIS）、物资管理系统等进行集成，实现财务业务一体化。当业务部门发生经济业务时，系统能够自动生成相应的财务凭证，将业务数据实时转化为财务数据，减少人工录入环节，提高数据的准确性和及时性。同时，财务业务一体化能够实现对业务流程的财务监控，及时发现和纠正业务操作中的财务风险。例如，在药品采购业务中，当采购订单生成时，系统自动在财务管理信息系统中记录采购成本和应付款项，同时对库存药品数量和价格进行更新，实现了采购业务与财务核算的无缝对接。

（二）利用大数据分析优化资金管理

借助大数据技术，对医院的历史资金流量数据进行深入分析，结合医院的业务发展趋势、季节因素、政策变化等，建立资金流量预测模型，对未来一段时间内的资金流入和流出进行准确预测。例如，通过分析历年不同季节的患者就诊量、医保结算周期等数据，预测每个月的医疗收入和医保回款情况，为医院合理安排资金提供依据。同时，利用大数据分析资金流量的波动原因，及时发现潜在的资金风险，采取相应的防范措施。

利用大数据技术对医院的各项成本和收益进行分析，评估不同业务项目、科室、医疗服务的成本效益情况。通过成本效益分析，医院可以找出成本高、效益低的业务环节，采取有针对性的成本控制措施，优化资源配置。例如，通过分析不同科室的成本构成和收入情况，发现某科室的设备维护成本过高，而收入增长缓慢，医院可据此对该科室的设备采购和维护策略进行调整，提高科室的成本效益。大数据分析还可为医院的投资决策、融资决策等提供数据支持，帮助医院做出更符合自身利益的决策。

三、加强成本控制，提高资金使用效益

（一）完善成本核算体系

1.细化成本核算单元

将成本核算从传统的科室层面进一步细化到医疗服务项目、病种等更微观的层面。例如，采用作业成本法，对每个医疗服务项目所涉及的各项作业，如检查、检验、治疗、护理等进行成本核算，准确计算每个项目的成本。通过细化成本核算单元，能够更加清晰地了解医院成本的构成和分布情况，为成本控制提供更准确的数据支持。

2.加强信息化建设

引入先进的成本核算软件系统，实现成本数据的自动化采集、处理和分析。该系统需与医院现有的医院信息系统（HIS）、检验信息系统（LIS）、影像储存和传输系统（PACS）等进行无缝对接，实时获取医疗服务过程中的各项成本数据，包括药品耗材消耗、设备使用时长、人员工时等。同时，利用大数据分析技术，对成本数据进行深度挖掘，生成可视化的成本分析报表和图表，直观展示成本变动趋势和成本结构占比，为管理者提供决策支持。例如，通过图表直观呈现不同科室、项目的成本对比，快速定位成本过高的环节。

（二）强化成本控制措施

1.制定成本控制目标和标准

根据医院的历史成本数据和发展规划，制定明确的成本控制目标和标准。例如，设定医院总体成本增长率不超过一定比例，各科室的单位医疗服务成本下降一定幅度等目标。同时，针对各项成本费用，制定具体的控制标准，如药品采购成本不得超过采购预算的一定比例，办公用品费用人均每月不得超过一定金额等。通过明确成本控制目标和标准，为成本控制工作提供明确的方向和依据。

2.加强成本控制的过程管理

在医院运营过程中，加强对成本控制的过程管理，严格执行成本控制标准。各部门要对成本费用的发生进行实时监控，及时发现和纠正成本偏差。例如，在物资采购环节，严格按照采购预算和成本控制标准进行采购，对超出预算的采购申请要进行严格审核和审批；在医疗服务过程中，鼓励医护人员合理使用医疗资源，避免浪费，降低医疗成本。同时，定期对成本控制情况进行考核和评价，对成本控制工作做得好的部门和个人给予奖励，对未完成成本控制目标的部门和个人进行惩罚，形成有效的成本控制激励机制。

在实际工作中，医院应根据自身的特点和发展需求，不断探索和创新资金利用效率优化策略，实现医院资金的高效利用，为医院的可持续发展提供坚实的资金保障。随着医疗行业的不断发展和变革，医院资金管理面临的挑战也在不断变化，医院须持续关注行业动态，及时调整资金管理策略，以适应新的形势和要求，提升医院的综合竞争力。

第八章　医院风险管理

第一节　医院财务风险的识别、评估与监测

医院财务风险，是指对医院财务状况和经营活动产生负面影响的各类潜在威胁与不确定因素。这些风险既源于内部，如管理不善、资金流动性欠佳等；也来自外部，如经济衰退、政策变动等。一旦医院财务风险爆发，会导致医院资金链断裂、经营陷入困境，甚至走向倒闭。所以，识别和评估医院财务风险，是医院管理者务必重视并有效应对的关键任务。

一、医院财务风险的识别方法

（一）SWOT 分析法

医院财务风险的识别，对保障医院财务稳定和可持续发展意义重大。SWOT 分析法是一种常用手段，通过全面评估医院的内外部环境，识别其优势、劣势、机会和威胁，进而找出财务风险的根源及可能的影响因素。

SWOT 分析法有助于医院明晰自身优势，比如技术实力雄厚、专业人员素质高、设备设施先进等。凭借这些优势，医院能够提供优质医疗服务，吸引更多患者和合作伙伴，拓宽收入渠道，降低财务风险。

SWOT 分析法能揭示医院存在的劣势，例如医疗服务质量不稳定、管理体系不完善、运营成本偏高等。这些劣势会使医院在市场竞争中处于不利地位，削弱盈利能力，增加财务风险。识别出这些劣势后，医院可制定有针对性的改进策略，提升自身竞争力和财务状况。

SWOT 分析法能助力医院捕捉机会因素，如市场需求增长、政策支持变动、新技术涌现等。抓住这些机会，医院可以拓展业务、增加收入来源，从而降低财务风险。

此外，SWOT 分析法还能让医院洞察面临的威胁，诸如竞争对手的涌入、法规政策的改变、患者需求的转变等。这些威胁会对医院的盈利能力和财务状况造成不利影响。通过识别威胁，医院能够及时采取应对举措，减轻财务风险的冲击。

（二）财务比率分析法

财务比率分析法是一种常用工具，通过对医院财务报表进行定量分析，来评估其财务状况和潜在风险。此方法主要聚焦于医院的偿债能力、盈利能力和运营能力等方面的指标。

偿债能力是衡量医院履行债务和支付利息能力的重要指标。常用的偿债能力指标有流动比率、速动比率和利息保障倍数等。流动比率反映医院短期内偿还债务的能力，速动比率剔除了存货等不易变现资产，能更精准地评估短期偿债能力。利息保障倍数衡量医院支付利息的能力。通过分析这些指标，可判断医院是否有充足流动资金应对债务和利息支付，以及偿债能力的稳定性。

盈利能力是评估医院盈利水平和收入获取能力的关键指标。常用的盈利能力指标包括毛利润率、净利润率和回报率等。毛利润率体现医院销售产品或提供服务的盈利水平，净利润率体现了扣除所有费用后的盈利状况。投资回报率评估医院利润与投入资本的关系。分析这些指标，可了解医院的盈利能力和收入结构，评估其可持续发展潜力。

运营能力是衡量医院有效利用资源和管理运营的能力的重要指标。常用的运营能力指标有应收账款周转率、存货周转率和固定资产周转率等。这些指标反映医院资产的使用效率和流动性。通过分析它们，能评估医院是否有效管理资产，提高运营效率，减少资源浪费。

（三）现金流量分析法

现金流量分析法是一种重要工具，用于评估医院的现金流入和流出情况，以此分析资金流动性和偿债能力，判断是否存在资金流动性风险。

现金流量分析法主要关注三个方面的现金流量：经营活动现金流量、投资活动现金流量和筹资活动现金流量。

经营活动现金流量是指医院日常经营活动产生的现金流量。通过分析财务报表中的经营活动现金流量，可了解医院经营活动的盈利能力和现金收支状况。若经营活动现金流量净额持续为正且稳定增长，表明医院运营状况良好；反之，若出现经营活动现金流量净额连续为负或不稳定，意味着医院面临经营困境或存在潜在资金流动性风险。

投资活动现金流量是指医院在购买和出售长期资产、投资项目等方面产生的现金流量。分析投资活动现金流量，能了解医院的资本开支情况和投资回报情况。若投资活动现金流量净额为正，说明医院的投资项目有良好回报潜力；若投资活动现金流量净额为负，意味着医院过度投资或投资项目未达预期效益。

筹资活动现金流量是指医院通过债务和股权融资等方式产生的现金流量。分析筹资活动现金流量，可评估医院的融资能力和偿债能力。若筹资活动现金流量净额为正，表明医院能有效获得外部资金支持；反之，若筹资活动现金流量净额为负，表明医院面临偿债困难或债务负担过重。

（四）市场调研法

市场调研法是一种重要工具，通过对医院所处的市场竞争环境和患者需求变化情况进行调查和分析，评估医院在市场中的地位和可能面临的竞争风险。

市场调研能帮助医院了解当前市场竞争环境。通过收集和分析竞争对手的信息，包括规模、服务范围、价格策略等，医院可明确自身在市场中的相对竞争地位。同时，还能识别出市场上的竞争优势和劣势，有针对性地制定营销策略和竞争策略，增强医院竞争力。

市场调研还能助力医院掌握患者需求的变化情况。通过调查患者的偏好、需求和满意度等信息，医院可及时把握市场趋势，提前预测患者需求变化，调整服务策略，开拓新业务领域，以满足患者需求，保持市场竞争力。

此外，市场调研能帮助医院评估潜在的竞争风险。通过分析市场调研数据，医院可了解竞争对手的发展动态和市场份额变化，识别可能的威胁和挑战。同时，还能评估市场中的新进入者和替代品的威胁程度，制定应对策略，降低竞争风险。

二、医院财务风险的评估方法

风险概率与影响度分析法是一种常用的医院财务风险评估方法。通过评估财务风险发生的概率以及对医院的影响程度，确定各项风险的优先级，进而制定应对策略。

风险概率是指财务风险发生的可能性。通过收集和分析历史数据、市场情报等信息，可评估每个风险事件发生的概率。例如，医院会面临患者流失、政策变化、竞争加剧等风险。依据历史数据和市场趋势，可对每个风险事件发生的概率进行量化评估，划分为高、中、低等级别。如此便能确定高概率发生的风险事件，重点关注并采取防范措施。

影响度是指财务风险对医院的影响程度。每个风险事件发生后，会对医院财务状况和经营活动产生不同程度的影响。例如，患者流失会导致收入减少，政策变化会增加运营成本，竞争加剧会降低盈利能力等。通过评估风险事件对医院的影响程度，可将风险分为高、中、低等级别，如此便能确定关注重点和应对优先级。

在进行风险概率与影响度分析时，可采用矩阵图或评分法来展示和量化风险。矩阵图能将风险事件按概率和影响度分类，确定各项风险的优先级和应对策略。评分法通过给每个风险事件赋予相应得分，综合考虑概率和影响度，最后依据得分排序和决策。

风险矩阵法作为一种被广泛采用的财务风险评估手段，为医院识别、分析和应对财务风险提供了清晰的框架。

风险矩阵法的核心在于将财务风险依据发生概率和影响程度这两个关键维度进行分类。风险概率反映了特定财务风险在一定时期内出现的可能性大小，可通过历史数据统计分析、行业经验判断等方式来估算。影响程度则衡量财务风险一旦发生对医院财务状况，如资金流动、收支平衡、资产负债等方面造成的负面效果的严重程度。例如，医保政策重大调整可能导致医院收入锐减，其影响程度就较为严重。

在进行风险矩阵分析时，将风险概率和影响程度作为坐标轴，在二维平面上绘制风险矩阵。根据不同的概率和影响程度级别，将财务风险事件划分到相应矩阵区域中。通常，高概率和高影响程度的风险被视为优先关注的重大风险，须采取积极的风险管理措施和应对策略。而低概率和低影响程度的风险相对可控，可采取适当监控和措施以减少其发生可能性。

三、医院财务风险评估与监测

医院作为经营性主体，其财务风险如影随形。为有效管控这些风险，须构建完善的财务风险评估体系，并定期跟踪财务风险的动态变化。

（一）建立财务风险评估体系

医院应搭建完备的财务风险评估体系，对潜在财务风险进行全面、系统的评估，具体步骤如下。

1.收集和分析历史数据

回顾过往数年的财务数据，剖析收入来源、成本结构、利润状况等，挖掘潜在风险点。通过对比不同年份的数据，洞察财务风险的趋势与变化。

2.考虑外部环境变化

密切关注政策法规的调整、市场竞争态势及患者付费能力的改变，评估其对财务风险的影响。例如，政策层面出现医疗费用减免或限制，导致医院收入减少；市场竞争加剧，医院须采取措施增加患者数量与收入。

3.识别财务风险

识别医保政策调整的影响或拒付风险，分析是否因医保政策调整导致部分医疗服务收费标准变化，影响收入确认；关注患者欠费情况，评估坏账风险。

4.制定风险评估指标

依据医院实际情况，确定关键财务指标作为评估财务风险的依据。常用财务指标包括偿债能力指标、盈利能力指标等。通过监测这些指标的波动，及时察觉财务风险，并采取相应措施加以调整与应对。

5.评估财务风险

采用问卷调查、专家访谈等方式，邀请医院财务、业务、管理等多部门人员，对各类财务风险的可能性及影响程度进行主观评估评价。

（二）定期监测财务风险

医院需要定期监测财务风险变化，以便及时发现并应对潜在风险，具体步骤如下。

1.设立财务风险监测小组

组建专门团队负责财务风险监测，由专业人员承担数据分析与报告撰写工作。该小组须与相关部门密切协作，收集各类财务数据，并进行分析解读。

2.建立监测指标体系

制定一套完整的财务监测指标体系，涵盖财务指标、风险预警指标等。这些指标可用于监测财务状况变化，及时发现异常情况并采取应对措施。例如，当流动比率降至某一预警值以下时，医院须予以重视并采取措施提升流动性。

3.定期报告和沟通

财务风险监测小组应定期向管理层及相关部门提交财务风险监测报告。报告内容应包括财务指标变化趋势、风险点分析评估以及相应的应对策略建议。同时，小组须与相关部门定期沟通，了解业务发展状况与政策变化，以便适时调整风险评估与监测策略。

第二节　医院风险的控制

一、医院风险的分散策略

在当今复杂且动态变化的医疗环境下，医院面临着各式各样的风险，这些风险犹如隐藏在暗处的礁石，随时可能给医院的稳定运营与发展带来冲击。实施有效的医院风险分散策略，就如同为医院这艘大船配备了坚固的防护装置，能极大程度降低风险带来的负面影响，协助医院在波涛汹涌的医疗行业浪潮中稳健前行。

（一）拓展资金来源分散筹资风险

医院的资金来源主要依赖政府拨款、医保支付、患者自费以及社会捐赠等渠道。若是过度依赖单一的资金来源渠道，就如同将医院的发展寄托在一根脆弱的绳索上，一旦这根绳索出现问题，医院的运营便会陷入困境。例如，政府财政政策的调整可能导致拨款减少，医保政策的改革可能影响医保支付额度，这些变化都可能对医院的资金状况产生重大影响。

因此，积极拓展资金来源渠道是医院分散筹资风险的关键举措。在争取政府更多专项扶持资金方面，医院应加强与政府部门的沟通与协作，充分展示自身在医疗服务、科研创新、社会公益等方面的成果和贡献，争取政府在政策和资金上的更大支持。

与商业保险公司合作是拓展资金来源的重要方向。医院可以与商业保险公司共同开发针对不同疾病、不同人群的补充医疗保险产品。通过这种合作，一方面，医院能够为患者提供更全面的医疗保障，满足不同患者的个性化需求；另一方面，医院也能够增加保险支付收入，拓宽资金来源渠道。例如，针对一些慢性疾病患者，开发专门的慢性病管理补充保险产品，患者在购买该保险后，在医院接受相关慢性病治疗和管理服务时，其部分费用可由保险公司支付。

此外，广泛吸引社会捐赠是不容忽视的筹资途径。医院可以通过举办各类慈善活动，如医疗救助公益晚会、健康讲座义卖活动等，提高社会对医院公益事业的关注度和参与度。同时，设立专项基金，明确基金的用途和管理方式，吸引企业、个人等社会各界力量为医院的发展贡献力量。通过这些方式，医院能够有效降低对单一资金来源的依赖程度，保障资金链的稳定，为医院的持续发展提供坚实的资金支持。

（二）业务布局多样化分散经营风险

在医疗业务布局上，医院如果局限于单一科室或专科领域，就如同在一条狭窄的道路上前行，一旦这条道路出现阻碍，医院的业务发展就会陷入停滞。无论是综合性医院还是专科医院，实施业务布局多样化策略都至关重要。

1.综合性医院

对于综合性医院而言，在巩固优势科室的基础上，大力发展其他特色专科是明智之举。例如，在传统的内科、外科等优势科室的基础上，积极发展康复医学科、整形美容科等。不同科室所面对的患者群体、市场需求以及疾病流行趋势都存在差异。当某一科室由于疾病流行周期的变化、政策调整等因素导致业务量下滑时，其他科室的业务可以及时填补空缺，维持医院的正常运营。比如，在流感高发季节过去后，呼吸内科的门诊量可能会大幅下降，但此时康复医学科可能会因为患者康复需求的增加而迎来业务高峰，从而保障医院整体业务的稳定。

2.专科医院

专科医院同样可以通过拓展相关上下游业务来分散风险。以眼科医院为例，增设视光中心，提供配镜等服务，不仅能够增加收入来源，还能分散单纯医疗业务所面临的风险。视光中心的配镜业务与眼科医疗业务相互关联又有所区别，配镜业务相对稳定，能够在眼科医疗业务因季节性、疾病流行等因素出现波动时，为医院提供稳定的收入支持。

随着信息技术的飞速发展，开展远程医疗服务、互联网医疗业务也是医院分散经营风险的有效手段。通过这些新型业务模式，医院能够突破地域限制，将医疗服务延伸到更广泛的区域，扩大患者群体。这不仅有助于提高医院的知名度和影响力，还能进一步降低因地域因素导致的业务风险。

（三）人才队伍多元化分散技术风险

医疗技术处于不断更新换代的状态，在这样的背景下，医院如果仅仅依靠少数专家或单一技术团队，就如同在技术的赛道上瘸腿奔跑，极易面临技术瓶颈和人才流失的风险。构建多元化的人才队伍，就像是为医院配备了一支装备精良、技能多样的特种部队，能够有效应对各种技术挑战。

在人才队伍建设中，医院应吸引不同专业背景、技术专长的医疗人才。既要有经验丰富的资深专家，他们如同医疗领域的定海神针，能够把控复杂病情的诊疗，凭借多年积累的临床经验和精湛技术，为患者提供精准的治疗方案；又要有年轻的创新型人才，他们充满活力和创造力，能够引入新技术、新理念，为医院的技术发展注入新的活力。以心血管内科为例，既需要有擅长传统介入手术的专家，在面对急性心肌梗死等紧急病症时，能够熟练运用介入技术迅速疏通血管，挽救患者生命；同时也要有专注于新兴心脏康复技术研究的人才，为患者提供更全面、个性化的康复治疗方案，提高患者的生活质量。

此外，加强与高校、科研机构的合作也是提升医院技术水平、分散技术风险的重要举措。通过与高校合作，医院可以建立实习基地，吸引优秀的医学生前来实习，为医院储备潜在的人才资源。同时，与科研机构合作开展科研项目，共同攻克医疗技术难题，提升医院的科研实力和技术水平。定期选派医护人员到高校、科研机构进修学习，让他们接触最新的医疗技术和研究成果，回来后将所学应用到实际工作中，以便医院在面对各种医疗技术难题时，都有相应的人才和技术储备，有效分散因技术落后或人才短缺带来的风险。

二、医院风险的转移

风险转移作为医院风险控制的重要策略之一，旨在通过合理的方式将医院面临的部分风险转嫁给其他主体，从而降低自身因风险发生而遭受损失的可能性。在医疗行业中，风险转移策略能够帮助医院在复杂多变的环境中更好地应对各类风险，保障医院的稳定运营和可持续发展。

（一）保险转移

1.医疗责任保险

医疗责任保险是医院转移医疗风险的重要工具。在医疗服务过程中，由于医疗行为的复杂性和不确定性，医疗差错和事故难以完全避免。一旦发生医疗纠纷，医院可能面临高额的赔偿费用，这对医院的财务状况会造成严重影响。通过购买医疗责任保险，医院将部分医疗责任风险转移给保险公司。当出现符合保险合同约定的医疗事故时，保险公司将按照合同规定承担相应的赔偿责任。例如，医院的一位医生在手术过程中因操作失误导致患者出现并发症，患者家属向医院提出高额索赔。若该医院购买了医疗责任保险，保险公司将根据保险合同的条款，对患者的合理赔偿要求进行赔付，从而减轻医院的经济负担。同时，医疗责任保险还能为医院提供法律咨询和纠纷调解服务，帮助医院妥善处理医疗纠纷，维护医院的正常运营秩序。

2.财产保险

医院拥有大量的固定资产，如房屋建筑、医疗设备等。这些资产面临着自然灾害、意外事故等风险，一旦遭受损失，将对医院的正常运营造成严重影响。财产保险可以为医院的固定资产提供保障。医院通过向保险公司支付保费，将财产损失风险转移给保险公司。例如，在遭遇地震、火灾等自然灾害时，若医院购买了财产保险，保险公司将对受损的房屋建筑和医疗设备进行评估，并按照保险合同的约定进行赔偿，帮助医院尽快恢复正常运营。财产保险还可以包括营业中断保险，当医院因财产损失导致营业中断时，保险公司将对医院在营业中断期间的经济损失进行赔偿，弥补医院因业务停滞而遭受的收入损失。

3.员工保险

医院的员工是提供医疗服务的核心力量，但员工在工作过程中也面临着各种风险，如工伤、疾病等。为员工购买相应的保险，如工伤保险、医疗保险、意外伤害保险等，不仅是医院对员工的关爱和保障，也是通过保险公司分担风险。以工伤保险为例，若员工在工作中因意外受伤，符合工伤保险的赔付条件，保险公司将承担员工的医疗费用、伤残津贴等费用，减轻医院的经济负担。同时，员工保险还能提高员工的工作满意度和忠诚度，减少因员工健康问题导致的人员流失，保障医院的人力资源稳定。

（二）合同转移

1.医疗服务外包合同

随着医疗行业的专业化分工日益细化，医院可以将一些非核心业务或专业性较强的业务进行外包，通过签订合同的方式将相关风险转移给承包方。例如，医院的后勤服务工作，如保洁、餐饮、安保等，涉及众多烦琐的事务和人员管理问题，存在一定的风险。通过与专业的后勤服务公司签订外包合同，在合同中明确规定双方的权利和义务，包括服务标准、质量要求、违约责任等内容，医院将后勤服务的风险转移给了承包方。如果承包方在提供服务过程中出现问题，如保洁工作不到位导致医院环境卫生不达标，或餐饮服务出现食品安全问题，承包方将按照合同约定承担相应的责任，从而减轻医院的管理负担和风险。

2.设备采购与维护合同

医疗设备是医院开展医疗服务的重要物质基础，但设备采购和维护过程中也存在诸多风险。在设备采购环节，医院可以通过与供应商签订详细的采购合同，明确设备的规格、质量标准、交付时间、售后服务等条款，将设备质量风险和交付风险转移给供应商。例如，若供应商未能按照合同约定的时间交付设备，导致医院的医疗业务受到影响，供应商须按照合同约定支付违约金。在设备维护方面，医院可以与专业的设备维修公司签订维护合同，将设备的维护风险转移给维修公司。维修公司负责定期对设备进行维护保养，确保设备的正常运行。若设备在维护期间出现故障，维修公司将承担相应的维修责任和费用，保障医院医疗设备的稳定运行，降低因设备故障给医院带来的医疗风险和经济损失。

3.合作项目合同

医院在开展一些合作项目时，如与其他医疗机构合作开展医疗技术研发项目、与企业合作开展健康管理项目等，也可以通过签订合同的方式明确各方的风险分担机制，即在合同中详细规定项目的目标、任务分工、收益分配、风险承担等内容。例如，在医疗技术研发项目中，若由于技术难题导致项目失败，根据合同约定，各方按照各自的责任比例承担相应的损失。通过这种方式，医院能够将合作项目中的部分风险转移给合作伙伴，同时也能充分发挥各方的优势，实现资源共享和风险共担，提高项目成功的概率。

（三）风险自留与组合转移

1.风险自留

风险自留是指医院自行承担部分风险损失。在某些情况下，医院经过风险评估后认为，某些风险发生的概率较低，且即使发生损失也在医院可承受的范围内，此时医院可以选择风险自留。例如，医院日常运营中可能会遇到一些小额的设备损坏维修，这些维修费用虽然会增加医院的运营成本，但由于金额较小，对医院的财务状况影响不大。医院可以通过设立专门的风险储备金来应对这类风险，当设备损坏需要维修时，直接从风险储备金中支付维修费用。此外，对于一些无法通过保险或合同转移的风险，医院也只能选择风险自留。例如，医院的声誉风险，虽然可以通过加强管理、提升服务质量等方式来降低声誉受损的可能性，但一旦发生声誉危机，医院只能自行承担后果，通过积极的公关措施来挽回声誉。

2.组合转移

在实际操作中，医院往往会综合运用多种风险转移方式，形成组合转移策略。例如，医院在购买医疗责任保险的同时，对于一些重大的医疗纠纷案件，可以与专业的法律机构签订合作协议，将部分法律风险转移给法律机构。法律机构为医院提供法律咨询、诉讼代理等服务，帮助医院应对医疗纠纷中的法律问题。同时，医院还可以通过与患者签订知情同意书等方式，明确告知患者在医疗过程中可能存在的风险和责任，在一定程度上实现风险的转移。通过这种组合转移策略，医院能够更全面、有效地应对各类风险，降低风险损失的程度。

医院风险的转移策略涵盖了保险转移、合同转移以及风险自留与组合转移等多种方式。通过合理运用这些策略，医院能够将自身面临的部分风险转移给其他主体，从而在复杂的医疗环境中更好地保障自身的稳定运营和可持续发展。在实施风险转移策略的过程中，医院应充分考虑自身的实际情况和风险承受能力，选择合适的风险转移方式，并加强对风险转移过程的管理和监控，确保风险转移策略的有效性和可行性。

第九章　医院财务管理的发展趋势

第一节　技术发展对医院财务管理的影响

一、智能化财务管理系统的应用

（一）自动化财务流程

在当今数字化时代，人工智能（AI）和机器人流程自动化（RPA）技术正深刻改变着医院财务管理的运作模式。以财务报销流程为例，传统模式下，财务人员须手动审核大量报销单据，核对发票真伪、金额准确性以及是否符合报销政策等，这一过程耗时费力且易出错。而引入 RPA 后，情况得到极大改观。RPA 机器人能够凭借其强大的图像识别和数据处理能力，自动抓取发票上的关键信息，如发票代码、开票日期、金额、项目明细等，并迅速与医院既定的报销政策进行比对。不仅如此，人工审核时可能出现的人为疏忽导致的错误率大幅降低，极大提高了报销流程的准确性和规范性。

在账务处理方面，AI 技术的应用同样带来了革命性变化。以往，财务人员需要根据各类业务单据，人工判断并编制会计分录，不但工作量大，而且由于人为判断的主观性，可能导致账务处理的不一致性。现在，智能化财务管理系统中的 AI 模块能够实时获取医院的业务数据，如医疗服务收费记录、药品采购入库信息、设备维修费用支出等，并依据预设的财务规则和会计准则，瞬间自动生成准确的会计凭证。这不仅实现了账务处理的即时性，确保财务数据能够及时反映医院的运营状况，而且保证了账务处理的准确性和一致性，为后续的财务分析和决策提供了可靠的数据基础。

（二）智能预算与预测

大数据分析和机器学习算法为医院实现精准的预算编制与财务预测提供了有力工具。医院积累了海量的历史财务数据、业务数据以及外部市场数据，这些数据蕴含着丰富的信息，但在过去，由于缺乏有效的分析手段，难以充分发挥其价值。如今，智能化财务管理系统能够对这些数据进行深度挖掘和分析。

在预算编制环节，通过对患者流量的历史数据分析，结合季节因素、疾病流行趋势以及医院的发展规划，系统可以较为准确地预测未来各科室的患者就诊量。同时，分析病种结构的变化，了解不同病种的治疗费用和资源消耗情况，有助于合理安排各科室的医疗资源预算。此外，密切关注医保政策的动态调整，预测其对医院收入和支出的影响，使预算编制能够充分考虑政策因素。例如，某医院利用时间序列分析模型和神经网络算法，对过去 5 年的医疗收入数据进行深入分析，并结合当前市场趋势以及即将实施的医保报销政策调整，精准预测下一年度各科室的收入增长情况。基于这些预测结果，医院制订的预算更加贴合实际业务发展需求，避免了预算编制的盲目性和主观性，提高了资源配置的合理性和有效性。

在财务预测方面，智能化系统能够综合考虑多种因素，如医疗服务价格的波动、药品和耗材采购成本的变化、人员薪酬调整等，对医院未来的收入和支出进行全面预测。通过模拟不同的情景，为医院管理层提供多种可能的财务状况预测结果，帮助管理层提前制定应对策略，降低财务风险。

（三）风险预警与管控

智能化财务管理系统具备强大的风险预警功能，成为医院财务风险防控的有力屏障。通过设定一系列关键风险指标（KRI），系统能够对医院的财务状况进行实时、全方位的监控。例如，资产负债率是衡量医院偿债能力的重要指标，系统可以根据医院的资产规模、负债水平以及行业标准，设定一个合理的安全阈值。一旦资产负债率超过该阈值，系统立即发出预警信号，提醒财务管理人员关注医院的债务风险，及时采取措施调整债务结构，如优化贷款期限、增加权益资本等。

应收账款周转天数也是一个关键风险指标。如果应收账款周转天数明显延长，可能意味着医院在患者欠费管理、医保结算等方面存在问题，影响医院的资金回笼和正常运营。智能化系统能够实时监测应收账款周转天数的变化，当发现异常时，迅速通知相关部门进行排查和处理。同时，利用 AI 技术对风险因素进行深入分析，通过建立风险预测模型，预测风险的发展趋势。例如，分析医保政策调整对医院收入的影响趋势，以及市场竞争加剧可能导致的患者流失风险等，为医院制定有针对性的风险应对策略提供科学依据，帮助医院提前防范和化解潜在的财务风险。

二、区块链技术在财务领域的应用

（一）确保财务数据的真实性与安全性

区块链技术以其去中心化、不可篡改、可追溯的特性，为医院财务数据管理带来了颠覆性变革。在传统的财务管理模式下，财务数据集中存储在医院的中心服务器中，存在数据被篡改、丢失或遭受网络攻击的风险。而区块链技术采用分布式账本结构，每一笔财务交易数据都被记录在多个节点上，形成一个不可篡改的链式结构。

以药品采购为例，从采购订单的生成开始，订单编号、采购药品的名称、规格、数量、价格、供应商信息等详细数据就被记录在区块链上。当药品入库时，入库时间、验收情况等信息也被添加到区块链的相应区块中。最后，在货款支付环节，支付金额、支付时间、支付方式等数据同样被完整记录。整个流程中，供应商、医院财务部门以及监管机构等相关方都可以通过各自的节点实时查看和追溯交易记录。由于区块链上的数据一旦记录就无法被篡改，任何一方试图篡改数据都会被其他节点察觉，从而保障了交易数据的真实性和完整性，有效防止了数据造假和财务舞弊行为的发生，提升了财务数据的可信度和透明度。

（二）优化供应链金融管理

在医院供应链金融领域，区块链技术具有广阔的应用前景，能够有效解决传统供应链融资中存在的信息不对称、融资成本高、流程烦琐等问题。基于区块链的供应链金融平台，实现了医院、供应商和金融机构之间的信息共享和协同运作。

例如，在应收账款融资方面，供应商将其对医院的应收账款在区块链平台上进行确权。金融机构通过查看区块链上完整的交易记录，包括采购订单、发货凭证、验收报告以及发票等信息，能够快速、准确地评估供应商的信用状况，大大降低了融资风险。与传统融资模式相比，基于区块链的应收账款融资流程更加简化，融资效率大幅提高。供应商无须再提供大量烦琐的纸质文件和进行复杂的信用评估流程，即可在较短时间内获得融资，有效缓解了供应商的资金压力。这不仅有利于供应商的持续经营和发展，也促进了医院供应链的稳定运行，保障了医院的物资供应。

三、云计算技术对财务管理的变革

（一）降低信息化建设成本

云计算技术的兴起，为医院财务管理信息化建设带来了新的机遇，尤其是对于基层医院和小型医疗机构而言，具有显著的成本优势。在传统模式下，医院要建立一套完善的财务管理信息系统，需要投入大量资金用于购置服务器、存储设备、网络设备等硬件设施，还需要购买专业的财务管理软件，并配备专门的技术人员进行系统的安装、调试、维护和升级。这些投入对于一些资金相对紧张的基层医院和小型医疗机构来说，往往是沉重的负担。

而采用云计算技术后，医院只需通过互联网接入云服务提供商的平台，即可使用各种功能强大的财务管理软件和服务，无须再进行大规模的硬件投资和技术人员配备。例如，一家小型民营医院以往每年在信息化建设和维护方面的投入高达数十万元，包括服务器购置费用、软件升级费用以及技术人员薪酬等。在采用云财务软件后，每年的信息化成本降低了约50%，这极大地减轻了医院的财务压力。

（二）实现财务数据的实时共享与协同

基于云计算的财务管理系统打破了信息孤岛，实现了医院内部各部门之间以及医院与外部合作伙伴之间的财务数据实时共享与协同工作。在医院内部，临床科室、医技科室、后勤部门等可以通过云平台实时上传与财务相关的数据，如临床科室的医疗服务收入数据、医技科室的检查检验费用数据、后勤部门的物资采购和设备维修费用数据等。财务部门能够及时获取这些数据，并进行集中处理和分析，为医院的运营管理提供实时的财务支持。例如，财务部门可以根据各科室实时上传的数据，及时了解医院的收入和支出情况，对异常数据进行预警和分析，为管理层决策提供及时、准确的财务信息。

在与外部合作伙伴的协同方面，医院与供应商、医保部门、银行等机构之间也可以通过云计算平台实现数据的互联互通。医院与供应商通过云平台共享库存信息和采购订单数据，供应商可以根据医院的库存情况及时补货，医院也能实时掌握采购进度和付款情况，实现供应链管理的高效协同。与医保部门通过云平台共享患者就医和费用信息，简化医保结算流程，提高结算效率。与银行通过云计算平台实现资金信息的实时交互，便于医院进行资金管理和融资操作。

（三）便于财务系统的升级与扩展

云服务提供商通常会采用先进的技术和管理手段，保障系统的稳定性和安全性。医院采用云计算技术后，无须进行烦琐的软件安装和升级操作，即可自动享受最新的功能和技术。例如，当云服务提供商推出新的成本核算模块或预算管理功能时，医院只需在云平台上进行简单的设置和启用操作，即可将这些新功能应用到医院的财务管理中，无须担心软件升级过程中可能出现的兼容性问题和数据丢失风险。

随着医院业务的发展和财务管理需求的不断变化，医院可以根据实际情况灵活扩展云服务的功能模块。例如，当医院计划加强成本控制管理时，可以增加成本核算模块的功能，对医院的各项成本进行更细致的分析和管理；当医院开展新的业务项目，需要进行专项预算管理时，可以扩展预算管理模块，制定专门的预算方案和监控机制。这种灵活性和可扩展性为医院财务管理的持续改进提供了有力保障，使医院能够根据自身发展的不同阶段和需求，及时调整和优化财务管理系统，提升财务管理水平。

四、技术发展对医院财务人员的影响

（一）角色转变与能力要求提升

技术在医院财务管理中的广泛应用，促使财务人员的角色发生了深刻转变。传统的财务核算工作，如记账、算账、报账等，正逐渐被自动化系统所取代。财务人员需要从基础的财务数据处理工作中解放出来，向财务分析、决策支持、风险管理等更高层次的角色转型。

这就要求财务人员具备更高的综合素质和专业能力。在财务分析方面，财务人员需要熟练运用数据分析工具，如 Excel 高级功能、专业的数据分析软件等，对医院的财务数据进行深度挖掘和分析。通过分析财务数据背后的业务逻辑，为医院管理层提供有价值的决策建议，如优化资源配置、调整收费策略、降低运营成本等。在决策支持方面，财务人员要能够结合医院的战略目标和财务状况，运用财务模型和预测方法，为医院的投资决策、融资决策、业务拓展决策等提供数据支持和风险评估。在风险管理方面，财务人员需要了解各类财务风险的特征和评估方法，能够运用智能化财务管理系统的风险预警功能，及时发现潜在的财务风险，并制定相应的风险应对策略。同时，财务人员还需要掌握区块链、云计算等新兴技术在财务管理中的应用原理，以便更好地利用这些技术提升财务管理效率和质量，为医院的发展创造更大价值。

（二）培训与学习需求增加

为了适应技术发展带来的变化，医院财务人员面临着日益增长的培训与学习需求。医院应高度重视财务人员的培训工作，加大培训投入，制订系统的培训计划。培训内容不仅要涵盖财务专业知识的更新，如最新的会计准则、税收政策等，还要包括新兴技术在财务管理中的应用，如智能化财务管理系统的操作与应用、区块链技术原理与实践、云计算技术与财务管理的融合等。

培训方式可以多样化，包括邀请行业专家举办线下培训讲座，让财务人员与专家进行面对面的交流和学习；组织财务人员参加在线学习课程，利用网络平台的丰富资源，进行自主学习和深度学习；鼓励财务人员参加相关的学术交流活动和专业认证考试，拓宽视野，提升专业水平。同时，鼓励财务人员参加注册管理会计师（CMA）等专业认证考试，通过考试促使财务人员系统学习相关知识，提升自身能力。这些培训和学习活动能有效提升财务人员的技术应用能力和业务水平，使其能够更好地适应技术驱动下的财务管理工作。

（三）团队协作与沟通能力的重要性凸显

在技术驱动的财务管理环境下，财务人员需要与医院内部的多个部门以及外部的技术服务提供商等进行密切协作与沟通。在智能化财务管理系统的建设过程中，财务人员需要与信息技术部门紧密合作。信息技术人员负责系统的技术架构设计、开发和维护，而财务人员则要从财务管理的业务需求出发，向信息技术人员提出系统功能要求和业务流程设计建议，确保系统能够满足医院财务管理的实际需求。双方需要不断沟通和协调，解决系统建设过程中出现的各种问题，如业务流程与技术实现的匹配问题、数据安全与权限管理问题等。

在系统运行过程中，财务人员需要与临床科室、医技科室、后勤部门等业务部门保持密切沟通。及时了解业务部门在财务数据采集、费用报销、预算执行等方面遇到的问题，并提供相应的解决方案；同时，收集业务部门对财务管理系统的反馈意见，与信息技术部门共同对系统进行优化升级，提高系统的易用性和实用性。财务人员还需要与外部的技术服务提供商保持良好的沟通，及时获取系统的技术支持和升级信息，确保系统的稳定运行。良好的团队协作与沟通能力成为财务人员在新时代财务管理工作中不可或缺的重要素质，能够确保财务管理系统的顺利实施和有效运行，充分发挥技术在财务管理中的优势。

第二节　医药卫生体制改革对医院财务管理的影响

医药卫生体制改革作为我国社会发展进程中的关键举措，旨在优化医疗资源配置、提升医疗服务质量、增强医疗服务的可及性与公平性。财务管理作为医院运营管理的核心枢纽，在这场改革浪潮中首当其冲，受到多方面的深刻影响。从预算编制到成本控制，从收入结构调整到财务风险应对，医药卫生体制改革促使医院财务管理模式发生转变，以适应新的医疗行业格局。

一、对预算管理的影响

（一）预算编制理念转变

传统的医院预算编制往往侧重于收支平衡，以历史数据为基础进行简单的增量或减量调整。随着医药卫生体制改革的推进，如医保支付方式改革向按病种付费（DRG/DIP）转变，医院预算编制须更加紧密围绕医疗服务的实际需求与成本效益分析。以北京朝阳医院为例，在 DRG 付费实施前，科室预算主要依据过往业务量与收入情况，对新开展的医疗项目缺乏精准预算规划。改革后，医院在编制预算时，须深入分析每个 DRG 组的成本构成、资源消耗以及预期收益，根据临床路径和诊疗规范，合理安排各科室的人力、物力和财力资源。北京朝阳医院在对"冠状动脉搭桥术"这一 DRG 组进行预算编制时，详细核算了手术所需的特殊耗材、药品费用、参与手术医护人员的薪酬成本，以及术后监护等各环节的费用，依据精准核算结果安排预算，确保在有限的医保资金总额下，实现医疗服务的高效提供与成本控制，这意味着预算编制从粗放型向精细化、战略导向型转变。

（二）预算内容拓展

医药卫生体制改革带来了一系列新的政策要求与业务变化，这使得医院预算内容得以拓展。在分级诊疗政策推动下，医院与基层医疗机构的协作加强，这涉及双向转诊、技术帮扶等业务活动，相应地需要在预算中安排专项经费用于人员培训、信息系统对接等方面。例如，江苏省人民医院与周边多家社区卫生服务中心建立紧密型医联体，在年度预算中专门设立医联体建设预算项目，涵盖设备捐赠、人员派驻补贴、远程医疗系统维护等费用。仅 2023 年，江苏省人民医院就投入 500 万元用于医联体建设预算，其中100 万元用于购置远程医疗设备，200 万元用于派驻专家到基层医疗机构的补贴，200 万元用于信息系统的升级与维护，保障了双向转诊和技术帮扶等业务的顺利开展。同时，随着健康中国战略的推进，医院在预防保健、健康管理等领域的业务逐渐增多，这些新兴业务的开展需要在预算中予以体现，涉及场地建设、设备购置、专业人员薪酬等预算项目，以保障医院业务的多元化发展与新业务的顺利开展。

（三）预算执行监控强化

医保支付制度改革后，医保基金的使用效率成为关键。医院为确保医保资金的合理合规使用，必须加强预算执行监控。以 DRG 付费为例，医院需要实时跟踪每个 DRG 组的费用发生情况，与预算进行对比分析。一旦发现某个 DRG 组费用超出预算，须及时查找原因，如是否存在过度诊疗、药品耗材使用不合理等问题，并采取相应措施进行调整。复旦大学附属中山医院通过建立信息化的预算执行监控系统，实时采集各科室的医疗服务数据，包括诊疗项目、药品使用、耗材消耗等信息，与预算数据进行自动比对。2023 年，该医院的"肺炎"DRG 组在某季度出现费用超出预算 15%的情况，通过系统分析发现是部分科室存在抗生素使用不合理的现象。医院随即组织相关科室专家进行会诊，制定抗生素合理使用规范，并对涉及的科室进行专项培训，使得下一季度该 DRG 组费用控制在预算范围内，维护了预算执行的刚性与医保资金的安全。

二、对成本管理的影响

（一）成本核算精细化要求提升

医药卫生体制改革对医院成本核算的精细化程度提出了更高要求。在按病种付费模式下，准确核算每个病种的成本成为关键。医院需要深入到医疗服务的各个环节，对药品、耗材、检查检验、人力成本等进行精准核算。以阑尾炎手术为例，在传统成本核算模式下，可能仅对科室整体成本进行笼统计算，无法准确反映该手术的实际成本。改革后，四川大学华西医院须详细核算手术过程中使用的每一种药品、每一类耗材的成本，以及参与手术的医护人员的时间成本，通过作业成本法等先进核算方法，将间接成本合理分摊到每个病种。通过精细化核算，四川大学华西医院发现阑尾炎手术中使用的某种进口缝合线成本过高，且有国产同类产品可替代，经评估后更换产品，使单例阑尾炎手术耗材成本降低了 15%。成本核算精细化为病种定价、医保支付以及医院成本控制提供准确依据。

（二）成本控制压力增大

随着药品零加成、耗材集中带量采购等政策的实施，医院的收入结构发生变化，成本控制的压力进一步增大。药品零加成政策取消了医院药品销售的加成收入，医院需要通过优化药品使用结构、降低药品采购成本等方式来控制药品成本。例如，上海交通大学医学院附属瑞金医院（以下简称为瑞金医院）通过建立临床药师制度，加强对药品使用的指导与监督，规范医生的用药行为，避免不合理用药。同时，积极参与药品集中采购，与供应商进行谈判，降低药品采购价格。在耗材方面，耗材集中带量采购政策大幅降低了耗材采购价格，但医院也需要加强对耗材使用的管理，防止出现因价格降低而过度使用耗材的情况。瑞金医院通过制定耗材使用规范、开展耗材使用培训等措施，在保证医疗质量的前提下，使 2023 年全院耗材成本较上一年降低了 10%，有效控制了耗材成本。

（三）成本管理范围扩大

医药卫生体制改革促使医院成本管理范围从单纯的医疗业务成本向全成本管理转变。医院不仅要关注医疗服务过程中的直接成本，还要考虑医院运营的间接成本，如医院管理成本、后勤保障成本等。同时，随着医院社会责任意识的增强，环境成本、社会公益成本等也纳入成本管理范畴。例如，在环保政策要求下，华中科技大学同济医学院附属同济医院需要投入资金对医疗废弃物进行规范处理，这部分环境成本需要在成本管理中予以体现。2023 年，同济医院投入 300 万元用于医疗废弃物处理设施的升级改造以及日常处理费用，确保医疗废弃物得到安全、规范处置。此外，医院开展的义诊、健康扶贫等公益活动所产生的成本，也需要进行合理核算与管理，以全面反映医院的运营成本与社会贡献。

三、对收入管理的影响

（一）收入结构调整

医药卫生体制改革推动了医院收入结构的深刻调整。药品零加成政策实施后，药品销售收入占医院总收入的比重显著下降。以浙江大学医学院附属第一医院为例，在政策实施前，药品销售收入占总收入的 40% 左右，政策实施后，这一比例降至 30% 以下。同时，随着医疗服务价格调整，体现医务人员技术劳务价值的医疗服务收入占比逐渐提高。例如，手术费、护理费、诊疗费等项目的价格有所上调，且医保支付政策向这些项目倾斜，鼓励医院通过提升医疗服务质量和技术水平来增加收入。浙江大学医学院附属第一医院通过加强学科建设，提升疑难病症的诊疗能力，开展新技术、新项目，使得 2023 年医疗服务收入较上一年增长了 15%，进一步优化了医院的收入结构。

（二）医保收入管理难度增加

医保支付制度改革，如 DRG/DIP 付费，对医院医保收入管理带来了挑战。在 DRG 付费模式下，医院的医保收入取决于每个 DRG 组的付费标准和病例数量。医院需要准确把握 DRG 分组规则，规范医疗服务行为，避免因编码错误、诊疗不规范等原因导致医保拒付或支付不足。例如，河南省人民医院在实施 DRG 付费初期，由于部分医务人员对 DRG 分组规则理解不透彻，导致部分病例编码错误，使得医院在医保结算时遭受了一定的经济损失。为应对这一问题，医院加强了对医保政策的培训，建立了医保编码审核机制，提高了医保收入管理的精细化水平。同时，医院还需要加强与医保部门的沟通协调，及时反馈在医保支付过程中遇到的问题，争取合理的医保政策支持。通过这些措施，河南省人民医院 2023 年医保结算准确率较上一年提高了 20%，有效保障了医保收入。

（三）多元化收入渠道探索

面对医药卫生体制改革带来的收入结构变化与医保支付压力，医院积极探索多元化收入渠道。一方面，医院加强与企业、科研机构的合作，开展临床试验、科研项目等，通过技术服务获取收入。例如，中国医学科学院肿瘤医院与多家制药企业合作开展新药临床试验，医院提供临床试验场地、专业人员以及患者资源，企业支付相应的试验费用，为医院带来了新的收入来源。仅 2023 年，中国医学科学院肿瘤医院通过临床试验项目获得收入 5000 万元。另一方面，医院利用自身的医疗资源优势，开展健康管理、高端医疗服务等增值业务。例如，一些医院开设了特需门诊、高端体检中心等，满足不同层次患者的医疗需求，增加了医院的非医保收入。医院还通过开展医养结合业务，将医疗服务延伸至养老领域，探索新的收入增长点。如泰康之家·楚园与武汉大学中南医院合作，打造医养结合模式，为入住老人提供医疗保障，医院通过派驻医护人员、开展远程医疗等服务获取相应收入。

四、对财务风险管理的影响

（一）财务风险识别范围扩大

医药卫生体制改革带来了一系列新的财务风险因素，使得医院财务风险识别范围扩大。医保支付方式改革后，医院面临医保支付不足的风险。如果医院不能准确把握 DRG/DIP 付费规则，导致诊疗行为与付费标准不匹配，可能会出现医保拒付或支付不足的情况，影响医院的现金流。同时，随着医院业务的多元化发展，如开展医养结合、健康管理等新业务，这些业务在市场拓展、运营管理等方面存在不确定性，可能带来市场风险和运营风险。此外，医院在参与药品、耗材集中采购过程中，面临供应商信用风险，如供应商无法按时供货、产品质量出现问题等，也会对医院的正常运营和财务状况产生影响。

（二）财务风险应对策略调整

面对医药卫生体制改革带来的财务风险变化，医院需要调整财务风险应对策略。在医保支付风险应对方面，医院加强内部管理，规范医疗服务行为，提高病历书写质量和编码准确性，确保医保结算的合规性。同时，建立医保风险预警机制，实时监测医保支付情况，及时发现潜在的风险点并采取措施加以应对。例如，当医保支付指标出现异常波动时，中山大学附属第一医院及时组织相关部门进行分析，调整诊疗方案或成本控制措施。在新业务风险应对方面，医院在开展新业务前进行充分的市场调研和可行性分析，制订合理的业务发展规划和财务预算。在新业务运营过程中，加强成本控制和风险管理，建立风险分担机制，如与合作伙伴共同承担新业务的投资风险等，以降低财务风险对医院的影响。中山大学附属第一医院在开展医养结合业务时，与专业养老机构合作，共同投入资金、技术和人力，通过合理的风险分担机制，有效降低了新业务开展过程中的财务风险。

在改革的浪潮中，医院需要积极适应新的政策环境与行业要求，不断优化财务管理模式，加强预算、成本、收入与风险管理，提升财务管理水平，以实现医院的可持续发展。同时，政府部门也应进一步完善医药卫生体制改革相关政策，加强政策引导与监管，为医院财务管理创造良好的外部环境，共同推动我国医疗事业的健康发展。

第三节 可持续发展和社会责任
在医院财务管理中的要求

在当今社会，医院作为提供医疗服务的关键主体，其运营不仅关乎自身的生存与发展，更与社会公众的健康福祉息息相关。可持续发展和社会责任已成为医院发展战略中不可或缺的重要组成部分。财务管理作为医院运营管理的核心环节，融入可持续发展理念并履行社会责任，对于医院的长期稳定发展以及社会形象的塑造具有深远意义。这不仅有助于提升医院的经济效益，更能增强其社会公信力，实现经济效益与社会效益的有机统一。

一、可持续发展在医院财务管理中的要求

（一）预算管理方面

1.长期战略规划导向

医院预算编制应紧密围绕医院的长期可持续发展战略。传统的预算编制往往侧重于短期的收支平衡，而可持续发展要求预算具有前瞻性。例如，一家立志于打造区域内领先的心血管专科医院，在预算中应重点规划对心血管疾病前沿诊疗技术的研发投入费用、高端心血管专家团队的引进与培养费用。通过长期的资金支持，逐步提升医院在心血管领域的科研水平和临床诊疗能力，增强医院的核心竞争力，以适应未来医疗市场的变化和患者日益增长的医疗需求。

2.资源合理分配与动态调整

可持续发展强调资源的高效利用。医院在预算分配时，要综合考虑各科室的发展潜力、业务量增长趋势以及社会需求。对于新兴且具有发展前景的科室，如康复医学科在老龄化社会背景下需求日益增长，应在预算上给予适当倾斜，保障其设备购置、人员培训等方面的资金需求。同时，预算并非一成不变，要根据医院内外部环境的变化进行动态调整。

（二）成本管理方面

成本管理不能仅仅关注短期成本的降低，而应从长期的成本效益角度出发。在引进新的医疗设备时，不能只看设备的采购成本，还要综合考虑设备的使用寿命、维护成本、

运营效率以及对医院业务拓展和收入增长的贡献。

随着社会对环境保护的关注度不断提高，医院在成本管理中应纳入绿色环保成本。医院的日常运营消耗大量的水电、纸张等资源，实施节能减排措施，如安装节能灯具、推广无纸化办公等，虽然可能在短期内增加一定的设备改造和培训成本，但从长期来看，不仅能降低运营成本，还符合可持续发展的要求。同时，在医疗废弃物处理方面，严格按照环保标准进行分类、运输和处置，避免因违规处理而面临高额罚款，保障医院的可持续运营。

（三）资产管理方面

医院的资产包括固定资产、流动资产等，对于固定资产，如医疗设备、建筑物等，要制订合理的更新换代计划。不能盲目追求设备的最新款，而应根据设备的实际使用状况、技术更新速度以及医院的资金状况进行综合评估。对于一些仍具有使用价值但技术相对落后的设备，可以通过技术改造提升其性能，延长使用寿命，实现资产的可持续利用。例如，对旧的超声诊断设备进行软件升级和关键部件更换，使其能够满足当前的临床诊断需求，减少新设备购置成本。

从可持续发展角度，医院要注重资产的保值增值。通过合理的投资策略，对闲置资金进行科学管理，如购买稳健型理财产品、进行合规的医疗产业投资等，实现资金的增值。同时，加强对无形资产的管理，如医院的品牌建设、科研成果转化等。良好的医院品牌能够吸引更多患者，提高医院的市场份额，从而实现无形资产的增值，为医院的可持续发展提供有力支撑。

二、社会责任在医院财务管理中的要求

（一）医疗服务可及性与公平性方面

1.价格合理与费用控制

医院有责任确保医疗服务价格的合理性，让广大患者能够负担得起。在财务管理中，要严格控制医疗成本的不合理增长，避免将过高的成本转嫁给患者。通过优化采购流程，与供应商建立长期稳定的合作关系，降低药品、耗材的采购成本，从而降低患者的就医费用。同时，加强对医疗收费项目的管理，杜绝乱收费现象，确保患者的每一笔费用都清晰透明。

2.公益医疗服务投入

履行社会责任要求医院积极开展公益医疗服务。在财务预算中，应安排专项资金用于开展义诊、健康扶贫、偏远地区医疗援助等公益活动。这些活动不仅能够帮助弱势群

体获得医疗服务，也有助于提升医院的社会形象。此外，医院还设立了贫困患者救助基金，通过财务管理的规范运作，确保基金能够精准帮扶有需要的患者，缓解他们的就医经济压力。

（二）医疗质量与安全保障方面

医疗质量是医院的生命线，也是履行社会责任的重要体现。医院在财务管理上要确保对医疗质量提升的持续投入。这包括对医护人员的继续教育和培训投入，提高其专业技能和服务水平；对医疗质量管理体系建设的资金支持，完善质量监控、评估和改进机制。例如，医院每年安排大量资金用于医护人员参加国内外学术会议、专业培训课程，鼓励开展新技术、新项目的研究和应用。同时，投入资金建立信息化的医疗质量管理系统，实时监测医疗过程中的各项质量指标，及时发现和解决潜在的质量问题，保障患者的医疗安全。

医疗安全风险无处不在，如医疗事故、医院感染等。医院应在财务管理中设立专门的医疗安全风险防范资金。这笔资金用于加强医院感染防控设施建设，如配备先进的空气净化设备、消毒设备等；开展医疗安全风险预警系统的研发和应用，通过大数据分析提前识别潜在的医疗安全风险。

三、可持续发展与社会责任在医院财务管理中的协同作用

（一）提升医院社会形象与声誉

当医院在财务管理中贯彻可持续发展理念并积极履行社会责任时，能够显著提升其社会形象与声誉。通过提供价格合理、高质量的医疗服务，开展公益医疗活动，关注员工福利与发展等举措，医院在社会公众心目中树立了良好的形象。这种良好的声誉不仅有助于吸引更多患者前来就医，还能吸引优秀的医疗人才加入，同时也为医院与政府、企业等外部机构的合作创造更有利的条件，促进医院的可持续发展。

（二）增强医院长期竞争力

可持续发展和社会责任的融入使医院在医疗市场中更具竞争力。在可持续发展方面，通过合理的预算管理、成本控制和资产管理，医院能够实现资源的优化配置，降低运营成本，提高运营效率。在社会责任方面，良好的医疗服务可及性与公平性、高质量的医疗服务以及对员工的关爱，使医院在患者和员工中赢得了良好的口碑。这种口碑效应转化为患者忠诚度和员工工作积极性，进而提升医院的市场份额和盈利能力。

（三）促进医院与社会的和谐发展

医院作为社会的重要组成部分，其可持续发展与社会责任的履行对社会的和谐发展

具有积极影响。在财务管理中，通过合理定价、控制医疗费用以及开展公益医疗服务，医院缓解了社会公众"看病难、看病贵"的问题，促进了社会公平。同时，医院在医疗质量保障、员工福利提升等方面的努力，也有助于营造良好的社会医疗环境和就业环境。例如，医院在医疗废弃物处理上严格遵循环保标准，减少了对环境的污染，为社会的可持续发展做出了贡献。通过促进医院与社会的和谐发展，医院也为自身的长期稳定发展创造了良好的外部环境。

医院在财务管理过程中，只有充分考虑这些要求，将可持续发展理念与社会责任意识融入每一项财务决策和管理活动中，才能实现经济效益与社会效益的双赢。这不仅有助于医院自身的长期稳定发展，提升医院的核心竞争力和社会形象，更能为社会的和谐发展、公众健康福祉的提升做出积极贡献。随着社会的不断发展和进步，医院应持续优化财务管理模式，不断强化可持续发展和社会责任意识，以适应医疗行业发展趋势和日益变化的社会需求，在保障公众健康的道路上发挥更大的作用。

参考文献

[1] 郭莉. 医院成本控制与成本管理的研究[J]. 财会学习, 2024(4): 107-109.

[2] 马骁. 医院财务内部控制体系建设[J]. 大众标准化, 2024(2): 49-51.

[3] 李欣. 医院财务风险管理与会计控制研究[J]. 中国产经, 2023(24): 173-175.

[4] 唐红娥. 电子时代发展下医院财务管理信息化建设探讨[J]. 财讯, 2023(24): 183-185.

[5] 赵洋, 王晨, 胡紫涵. 医院财务决策中的成本效益分析与决策支持[J]. 纳税, 2023, 17(35): 55-57.

[6] 殷泓波. 信息时代背景下医院财务管理创新模式构建研究[J]. 行政事业资产与财务, 2023(18): 115-117.

[7] 王华丽. 医院财务管理中成本核算与会计核算的运用价值[J]. 财讯, 2023(17): 153-155.

[8] 黄佳锐. 现代医院经济管理体系下的成本管理思路[J]. 大众投资指南, 2023(17): 158-160.

[9] 王静红. 医院税务管理问题及解决对策[J]. 纳税, 2023, 17(18): 13-15.

[10] 李磊磊, 敖晔, 刘培艳, 等. 按病种分值付费的医院成本管理探讨[J]. 医院管理论坛, 2023, 40(5): 10-12,55.

[11] 安慧. 信息化对医院财务结算的管理创新[J]. 市场瞭望, 2023(6): 25-27.

[12] 葛宁. 基于内部控制制度下的医院财务信息化建设探讨[J]. 财经界, 2023(8): 137-139.

[13] 张强, 李雪. 加强医院收费环节资金风险防范及管理[J]. 中国产经, 2022(16): 100-102.

[14] 连金玉. 信息化建设在医院财务管理中的应用[N]. 财会信报, 2022-07-04 (007).

[15] 李垂红. 创新医院收入管理工作的措施及方法[J]. 大众投资指南, 2022(10): 98-100.

[16] 魏玲. 基于大数据技术的医院财务信息化建设[J]. 财经界, 2021(35): 129-130.